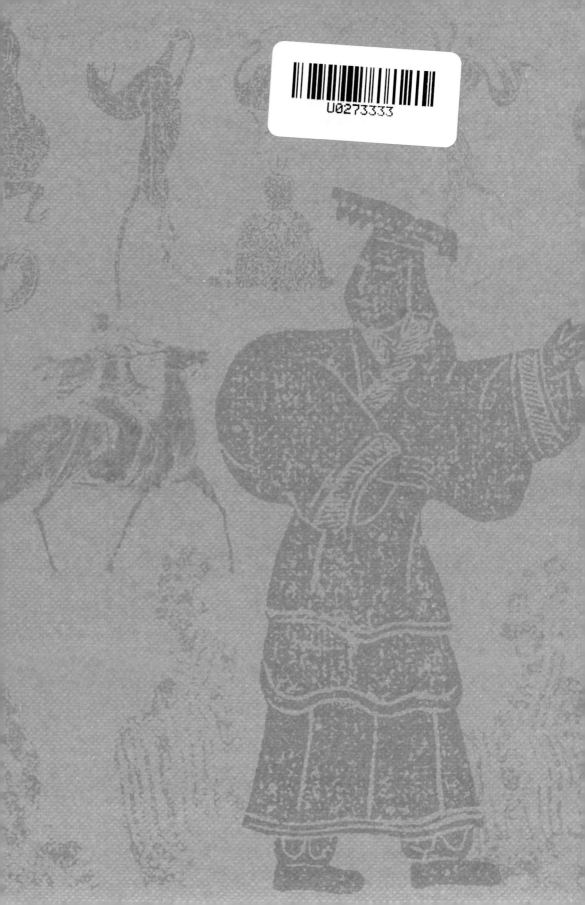

中国古医籍整理丛书

伤寒尚论辨似

清·高学山　著

郭永洁　杨爱东　胡　静　屠燕捷　苏中昊　校注

中国中医药出版社

·北 京·

图书在版编目（CIP）数据

伤寒尚论辨似/（清）高学山著；郭永洁等校注 . —北京：中国中医药出版社，2016. 12

（中国古医籍整理丛书）

ISBN 978 – 7 – 5132 – 3254 – 8

Ⅰ. ①伤… Ⅱ. ①高… ②郭… Ⅲ. ①《伤寒论》- 研究

Ⅳ. ①R222. 29

中国版本图书馆 CIP 数据核字（2016）第 066229 号

中 国 中 医 药 出 版 社 出 版
北京市朝阳区北三环东路 28 号易亨大厦 16 层
邮政编码　100013
传真　010 64405750
保定市中画美凯印刷有限公司印刷
各地新华书店经销

*

开本 710 × 1000　1/16　印张 16.5　字数 162 千字
2016 年 12 月第 1 版　2016 年 12 月第 1 次印刷
书　号　ISBN 978 – 7 – 5132 – 3254 – 8

*

定价　50. 00 元
网址　www. cptcm. com

国家中医药管理局
中医药古籍保护与利用能力建设项目
组织工作委员会

主　任　委　员　王国强

副 主 任 委 员　王志勇　李大宁

执 行 主 任 委 员　曹洪欣　苏钢强　王国辰　欧阳兵

执行副主任委员　李　昱　武　东　李秀明　张成博

委　　　　员

各省市项目组分管领导和主要专家

（山东省）武继彪　欧阳兵　张成博　贾青顺

（江苏省）吴勉华　周仲瑛　段金廒　胡　烈

（上海市）张怀琼　季　光　严世芸　段逸山

（福建省）阮诗玮　陈立典　李灿东　纪立金

（浙江省）徐伟伟　范永升　柴可群　盛增秀

（陕西省）黄立勋　呼　燕　魏少阳　苏荣彪

（河南省）夏祖昌　刘文第　韩新峰　许敬生

（辽宁省）杨关林　康廷国　石　岩　李德新

（四川省）杨殿兴　梁繁荣　余曙光　张　毅

各项目组负责人

王振国（山东省）　　王旭东（江苏省）　　张如青（上海市）

李灿东（福建省）　　陈勇毅（浙江省）　　焦振廉（陕西省）

蔡永敏（河南省）　　鞠宝兆（辽宁省）　　和中浚（四川省）

项目专家组

顾　问　马继兴　张灿玾　李经纬

组　长　余瀛鳌

成　员　李致忠　钱超尘　段逸山　严世芸　鲁兆麟
　　　　郑金生　林端宜　欧阳兵　高文柱　柳长华
　　　　王振国　王旭东　崔　蒙　严季澜　黄龙祥
　　　　陈勇毅　张志清

项目办公室（组织工作委员会办公室）

主　任　王振国　王思成

副主任　王振宇　刘群峰　陈榕虎　杨振宁　朱毓梅
　　　　刘更生　华中健

成　员　陈丽娜　邱　岳　王　庆　王　鹏　王春燕
　　　　郭瑞华　宋咏梅　周　扬　范　磊　张永泰
　　　　罗海鹰　王　爽　王　捷　贺晓路　熊智波

秘　书　张丰聪

前　言

　　中医药古籍是传承中华优秀文化的重要载体，也是中医学传承数千年的知识宝库，凝聚着中华民族特有的精神价值、思维方法、生命理论和医疗经验，不仅对于传承中医学术具有重要的历史价值，更是现代中医药科技创新和学术进步的源头和根基。保护和利用好中医药古籍，是弘扬中国优秀传统文化、传承中医学术的必由之路，事关中医药事业发展全局。

　　1949 年以来，在政府的大力支持和推动下，开展了系统的中医药古籍整理研究。1958 年，国务院科学规划委员会古籍整理出版规划小组在北京成立，负责指导全国的古籍整理出版工作。1982 年，国务院古籍整理出版规划小组召开全国古籍整理出版规划会议，制定了《古籍整理出版规划（1982—1990）》，卫生部先后下达了两批 200 余种中医古籍整理任务，掀起了中医古籍整理研究的新高潮，对中医文化与学术的弘扬、传承和发展，发挥了极其重要的作用，产生了不可估量的深远影响。

　　2007 年《国务院办公厅关于进一步加强古籍保护工作的意见》明确提出进一步加强古籍整理、出版和研究利用，以及

"保护为主、抢救第一、合理利用、加强管理"的方针。2009年《国务院关于扶持和促进中医药事业发展的若干意见》指出，要"开展中医药古籍普查登记，建立综合信息数据库和珍贵古籍名录，加强整理、出版、研究和利用"。《中医药创新发展规划纲要（2006—2020)》强调继承与创新并重，推动中医药传承与创新发展。

2003~2010年，国家财政多次立项支持中国中医科学院开展针对性中医药古籍抢救保护工作，在中国中医科学院图书馆设立全国唯一的行业古籍保护中心，影印抢救濒危珍本、孤本中医古籍1640余种；整理发布《中国中医古籍总目》；遴选351种孤本收入《中医古籍孤本大全》影印出版；开展了海外中医古籍目录调研和孤本回归工作，收集了11个国家和2个地区137个图书馆的240余种书目，基本摸清流失海外的中医古籍现状，确定国内失传的中医药古籍共有220种，复制出版海外所藏中医药古籍133种。2010年，国家财政部、国家中医药管理局设立"中医药古籍保护与利用能力建设项目"，资助整理400余种中医药古籍，并着眼于加强中医药古籍保护和研究机构建设，培养中医古籍整理研究的后备人才，全面提高中医药古籍保护与利用能力。

在此，国家中医药管理局成立了中医药古籍保护和利用专家组和项目办公室，专家组负责项目指导、咨询、质量把关，项目办公室负责实施过程的统筹协调。专家组成员对古籍整理研究具有丰富的经验，有的专家从事古籍整理研究长达70余年，深知中医药古籍整理研究的重要性、艰巨性与复杂性，履行职责认真务实。专家组从书目确定、版本选择、点校、注释等各方面，为项目实施提供了强有力的专业指导。老一辈专家的学术水平和智慧，是项目成功的重要保证。项目承担单位山东中医药大学、南京中医药大学、上海中医药大学、福建中医药大学、浙江省中医药研究院、陕西省中医药研究院、河南省中医药研究院、辽宁中医药大学、成都中医药大学及所在省市中医药管理部门精心组织，充分发挥区域间互补协作的优势，并得到承担项目出版工作的中国中医药出版社大力配合，全面推进中医药古籍保护与利用网络体系的构建和人才队伍建设，使一批有志于中医学术传承与古籍整理工作的人才凝聚在一起，研究队伍日益壮大，研究水平不断提高。

本着"抢救、保护、发掘、利用"的理念，该项目重点选择近60年未曾出版的重要古医籍，综合考虑所选古籍的保护价值、学术价值和实用价值。400余种中医药古籍涵盖了医经、基础理论、诊法、伤寒金匮、温病、本草、方书、内科、外科、女科、儿科、伤科、眼科、咽喉口齿、针灸推拿、养生、医案医话医论、医史、临证综合等门类，跨越唐、宋、金元、明以迄清末。全部古籍均按照项目办公室组织完成的行业标准《中医古籍整理规范》及《中医药古籍整理细则》进行整理校注，绝大多数中医药古籍是第一次校注出版，一批孤本、稿本、抄本更是首次整理面世。对一些重要学术问题的研究成果，则集中收录于各书的"校注说明"或"校注后记"中。

"既出书又出人"是本项目追求的目标。近年来，中医药古籍整理工作形势严峻，老一辈逐渐退出，新一代普遍存在整理研究古籍的经验不足、专业思想不坚定等问题，使中医古籍整理面临人才流失严重、青黄不接的局面。通过本项目实施，搭建平台，完善机制，培养队伍，提升能力，经过近5年的建设，锻炼了一批优秀人才，老中青三代齐聚一堂，有效地稳定了研究队伍，为中医药古籍整理工作的开展和中医文化与学术的传承提供必备的知识和人才储备。

本项目的实施与《中国古医籍整理丛书》的出版，对于加强中医药古籍文献研究队伍建设、建立古籍研究平台，提高古籍整理水平均具有积极的推动作用，对弘扬我国优秀传统文化，推进中医药继承创新，进一步发挥中医药服务民众的养生保健与防病治病作用将产生深远影响。

第九届、第十届全国人大常委会副委员长许嘉璐先生，国家卫生计生委副主任、国家中医药管理局局长、中华中医药学会会长王国强先生，我国著名医史文献专家、中国中医科学院马继兴先生在百忙之中为丛书作序，我们深表敬意和感谢。

由于参与校注整理工作的人员较多，水平不一，诸多方面尚未臻完善，希望专家、读者不吝赐教。

国家中医药管理局中医药古籍保护与利用能力建设项目办公室

二〇一四年十二月

许 序

"中医"之名立，迄今不逾百年，所以冠以"中"字者，以别于"洋"与"西"也。慎思之，明辨之，斯名之出，无奈耳，或亦时人不甘泯没而特标其犹在之举也。

前此，祖传医术（今世方称为"学"）绵延数千载，救民无数；华夏屡遭时疫，皆仰之以度困厄。中华民族之未如印第安遭染殖民者所携疾病而族灭者，中医之功也。

医兴则国兴，国强则医强。百年运衰，岂但国土肢解，五千年文明亦不得全，非遭泯灭，即蒙冤扭曲。西方医学以其捷便速效，始则为传教之利器，继则以"科学"之冕畅行于中华。中医虽为内外所夹击，斥之为蒙昧，为伪医，然四亿同胞衣食不保，得获西医之益者甚寡，中医犹为人民之所赖。虽然，中国医学日益陵替，乃不可免，势使之然也。呜呼！覆巢之下安有完卵？

嗣后，国家新生，中医旋即得以重振，与西医并举，探寻结合之路。今也，中华诸多文化，自民俗、礼仪、工艺、戏曲、历史、文学，以至伦理、信仰，皆渐复起，中国医学之兴乃属必然。

迄今中医犹为国家医疗系统之辅，城市尤甚。何哉？盖一则西医赖声、光、电技术而于20世纪发展极速，中医则难见其进。二则国人惊羡西医之"立竿见影"，遂以为其事事胜于中医。然西医已自觉将入绝境：其若干医法正负效应相若，甚或负远逾于正；研究医理者，渐知人乃一整体，心、身非如中世纪所认定为二对立物，且人体亦非宇宙之中心，仅为其一小单位，与宇宙万象万物息息相关。认识至此，其已向中国医学之理念"靠拢"矣，虽彼未必知中国医学何如也。唯其不知中国医理何如，纯由其实践而有所悟，益以证中国之认识人体不为伪，亦不为玄虚。然国人知此趋向者，几人？

国医欲再现宋明清高峰，成国中主流医学，则一须继承，一须创新。继承则必深研原典，激清汰浊，复吸纳西医及我藏、蒙、维、回、苗、彝诸民族医术之精华；创新之道，在于今之科技，既用其器，亦参照其道，反思己之医理，审问之，笃行之，深化之，普及之，于普及中认知人体及环境古今之异，以建成当代国医理论。欲达于斯境，或需百年欤？予恐西医既已醒悟，若加力吸收中医精粹，促中医西医深度结合，形成21世纪之新医学，届时"制高点"将在何方？国人于此转折之机，能不忧虑而奋力乎？

予所谓深研之原典，非指一二习见之书、千古权威之作；就医界整体言之，所传所承自应为医籍之全部。盖后世名医所著，乃其秉诸前人所述，总结终生行医用药经验所得，自当已成今世、后世之要籍。

盛世修典，信然。盖典籍得修，方可言传言承。虽前此50余载已启医籍整理、出版之役，惜旋即中辍。阅20载再兴整理、出版之潮，世所罕见之要籍千余部陆续问世，洋洋大观。

今复有"中医药古籍保护与利用能力建设"之工程，集九省市专家，历经五载，董理出版自唐迄清医籍，都400余种，凡中医之基础医理、伤寒、温病及各科诊治、医案医话、推拿本草，俱涵盖之。

噫！璐既知此，能不胜其悦乎？汇集刻印医籍，自古有之，然孰与今世之盛且精也！自今而后，中国医家及患者，得览斯典，当于前人益敬而畏之矣。中华民族之屡经灾难而益蕃，乃至未来之永续，端赖之也，自今以往岂可不后出转精乎？典籍既蜂出矣，余则有望于来者。

谨序。

第九届、十届全国人大常委会副委员长

许嘉璐

二〇一四年冬

王 序

　　中医学是中华民族在长期生产生活实践中，在与疾病作斗争中逐步形成并不断丰富发展的医学科学，是中国古代科学的瑰宝，为中华民族的繁衍昌盛作出了巨大贡献，对世界文明进步产生了积极影响。时至今日，中医学作为我国医学的特色和重要医药卫生资源，与西医学相互补充、相互促进、协调发展，共同担负着维护和促进人民健康的任务，已成为我国医药卫生事业的重要特征和显著优势。

　　中医药古籍在存世的中华古籍中占有相当重要的比重，不仅是中医学术传承数千年最为重要的知识载体，也是中医为中华民族繁衍昌盛发挥重要作用的历史见证。中医药典籍不仅承载着中医的学术经验，而且蕴含着中华民族优秀的思想文化，凝聚着中华民族的聪明智慧，是祖先留给我们的宝贵物质财富和精神财富。加强对中医药古籍的保护与利用，既是中医学发展的需要，也是传承中华文化的迫切要求，更是历史赋予我们的责任。

　　2010 年，国家中医药管理局启动了中医药古籍保护与利用能力建设项目。这既是传承中医药的重要工程，也是弘扬优秀民族文化的重要举措，不仅能够全面推进中医药的有效继承和创新发展，为维护人民健康做出贡献，也能够彰显中华民族的璀璨文化，为实现中华民族伟大复兴的中国梦作出贡献。

相信这项工作一定能造福当今，嘉惠后世，福泽绵长。

国家卫生和计划生育委员会副主任

国家中医药管理局局长

中华中医药学会会长

王国强

二〇一四年十二月

马 序

　　新中国成立以来，党和国家高度重视中医药事业发展，重视古籍的保护、整理和研究工作。自 1958 年始，国务院先后成立了三届古籍整理出版规划小组，分别由齐燕铭、李一氓、匡亚明担任组长，主持制订了《整理和出版古籍十年规划（1962—1972）》《古籍整理出版规划（1982—1990）》《中国古籍整理出版十年规划和"八五"计划（1991—2000）》等，而第三次规划中医药古籍整理即纳入其中。1982 年 9 月，卫生部下发《1982—1990 年中医古籍整理出版规划》，1983 年 1 月，中医古籍整理出版办公室正式成立，保证了中医古籍整理出版规划的实施。2002 年 2 月，《国家古籍整理出版"十五"（2001—2005）重点规划》经新闻出版署和全国古籍整理出版规划领导小组批准，颁布实施。其后，又陆续制定了国家古籍整理出版"十一五"和"十二五"重点规划。国家财政多次立项支持中国中医科学院开展针对性中医药古籍抢救保护工作，文化部在中国中医科学院图书馆专门设立全国唯一的行业古籍保护中心，国家先后投入中医药古籍保护专项经费超过 3000 万元，影印抢救濒危珍、善、孤本中医古籍 1640 余种，开展了海外中医古籍目录调研和孤本回归工作。2010 年，国家财政部、国家中医药管理局安排国家公共卫生专项资金，设立了"中医药古籍保护与利用能力建设项目"，这是继 1982～1986 年第一批、第二批重要中医药古籍整理之后的又一次大规模古籍整理工程，重点整理新中国成立后未曾出版的重要古籍，目标是形成并普及规范的通行本、传世本。

为保证项目的顺利实施，项目组特别成立了专家组，承担咨询和技术指导，以及古籍出版之前的审定工作。专家组中的许多成员虽逾古稀之年，但老骥伏枥，孜孜不倦，不仅对项目进行宏观指导和质量把关，更重要的是通过古籍整理，以老带新，言传身教，培养一批中医药古籍整理研究的后备人才，促进了中医药古籍保护和研究机构建设，全面提升了我国中医药古籍保护与利用能力。

作为项目组顾问之一，我深感中医药古籍保护、抢救与整理工作的重要性和紧迫性，也深知传承中医药古籍整理经验任重而道远。令人欣慰的是，在项目实施过程中，我看到了老中青三代的紧密衔接，看到了大家的坚持和努力，看到了年轻一代的成长。相信中医药古籍整理工作的将来会越来越好，中医药学的发展会越来越好。

欣喜之余，以是为序。

中国中医科学院研究员

马继兴

二〇一四年十二月

校注说明

　　《伤寒尚论辨似》系清初医家高学山所著。高学山，字汉峙，浙江会稽（今浙江绍兴）人，通医术，擅长伤寒杂病，于仲景之学颇多发明。研究并注解《伤寒论》《金匮要略》，撰有《伤寒尚论辨似》《金匮要略注》（后改名为《高注金匮要略》）等书。据会稽学者陈锡朋序认为"学山者，不知其何时人也，事迹无传，声名莫述"，因认为喻嘉言《尚论篇》辨论伤寒各条多有似是而非，未尽恰当，遂反复详辨，而著《伤寒尚论辨似》。高氏原稿已被蠹蚀，残缺甚多。陈锡朋合两本高氏抄本为一本，更参己见，以补缀之，缮写成册，但未刊行。后由王邈达得之，认为"《伤寒论》各注，至百数十家之多，而从未见有若此本之详尽者，故急须刊布"，并于1955年交浙江新医书局，1956年3月出版。

　　《伤寒尚论辨似》现存版本有：清抄本、清读有用书楼抄本、陈锡朋重校补注抄本、1956年3月新医书局版、1956年12月上海卫生出版社版等。上述读有用书楼抄本内容有佚失，且成书年代不详。陈锡朋重校补注抄本内容也有佚失。而以1956年3月新医书局出版的《伤寒尚论辨似》内容最完善，本次整理作为底本。读有用书楼抄本（简称"有用书楼本"）、1956年12月上海卫生出版社版（简称"上卫本"）为主校本，以明赵开美本《伤寒论》与喻昌《尚论篇》等为参校本。

　　现将本次整理校注方法简述如下：

　　1. 采用现代标点方法，对原书进行标点。

　　2. 凡原书中的繁体字，均改为规范简化字。

3. 凡底本中因写刻致误的明显错别字，予以径改，不出校。

4. 凡底本中的异体字、俗写字，径改，不出校。

5. 凡底本中的通假字，一般均出校记，说明通假关系，并举书证注释。

6. 对个别冷僻字词加以注音和解释。

7. 引文注明出处，凡属引用原文，用"语出"表明，凡属引用大意，用"语本"表明。

王 序

《伤寒论》者，汉季长沙太守张机号仲景所著的，为我国最高尚①之医书也。《尚论篇》者，是明代江西医宿喻昌号嘉言因尚论②古之人，将仲景的《伤寒论》分条辨晰所成就的，亦为我国注《伤寒论》者最著名之一书也。《伤寒尚论辨似》者，清初会稽学博③高学山号汉峙，因喻氏的《尚论篇》于辨论伤寒各条中多有似是而非，未尽恰当，再反复而详辨之，故曰《伤寒尚论辨似》。此书自清初迄今未曾刊印，余于四十一岁时应诊至杭，蒙朱晓岚先生重价购得此抄本所赠与者也。因高氏的原稿已被蠹蚀，残缺甚多，由会稽陈锡朋号勉亭补缀重抄，欲刊以行世，故携至杭垣，求序于浙江学使太和④张沄卿而未取归，故此书流落在杭，为晓岚先生所得，以赠余。而余自十七岁时即喜读医书，于《伤寒论》尤笃爱之，所以收集《伤寒论》各注至百数十家之多，而从未见有若此本之详尽者也。兹欲供献⑤于社会，急须刊布，以发扬我国医学。爰将此书的所以命名与得到此书的原因，实言之，以为序。

公元一九五五年国庆日七八老人王邈达⑥书于时中精舍

---

① 高尚：上卫本作"正确"。

② 尚论：向上追论。

③ 学博：官名。唐制中府郡置经学博士各一人，掌以五经教授学生。后泛称学官为学博。

④ 太和：地名。安徽省西北部，位于阜阳、亳州两市之间。

⑤ 供献：上卫本作"贡献"。

⑥ 王邈达：生于1878年，卒于1968年，幼名孝检，又名若园，字盎叟号覆船山农，浙江嵊县普义乡白泥墩人。博通经史，尊父命弃儒从医，遍读家藏医籍。在家乡行医，后至沪、杭，医名渐著。代表作有《汉方简义》《伤寒论讲义》《学医十步骤》等，并详校补订高学山《伤寒尚论辨似》《高注金匮要略》。

张 序

　　书有传、不传，在人有幸、不幸也。书之真有益于世者，传固传，不传亦传。不传于当时而传于数十百年之后，且传于素不相识之人，而其人之传是书者亦与之俱传。《伤寒尚论辨似》一书，会稽高氏学山所著，陈君勉亭序而将刊之。学山此书，海内无梓行者。学山之事迹，勉亭亦未之谂①。而勉亭序其书，且不欲秘而藏之，将以传其书，因介褚君镜湖嘱余为之序。余深为学山幸，益以重勉亭也。《伤寒尚论》一书，江右②喻氏嘉言采掇方氏有执《伤寒论条辨》之说，参以己意，而以《伤寒尚论》名之。方氏之书刊传已久，版几散佚。自喻氏之书盛行，而方氏之书反晦。厥后有林起龙者以嘉言为剽窃有执之书，讳所自来。于是觅得方氏《条辨》原本八卷而重刊之，即以喻氏《尚论》附其末，以证其剽窃之故，而方氏之书复传。又有方氏之同里人郑重光者取《条辨》原本作《条辨续注》③十二卷，兼采喻氏之《尚论》、张氏之《讚论》、程氏之《后条辨》，仍题有执之名，而方氏之书益传。复读国初④《医宗金鉴·订正伤寒论注》十七卷，亦兼采方氏、喻氏之说，而方氏、喻氏之原书并收入焉。夫方氏为已梓之书，自版既佚，已传者几不复传。今学山所著《辨似》并未刊行，兵燹⑤后仅存抄本，

---

① 谂：同"审"。
② 江右：江西的别称。
③ 条辨续注：指《伤寒条辨续注》，明·方有执著，清·郑重光注。
④ 国初：此指清朝初年。
⑤ 兵燹：特指兵火、战火。

而勉亭得之。若勉亭而效喻氏之故智①，采掇其说，勒为成书，署以己名，后世只知有勉亭，谁复知有学山哉？乃勉亭习喻氏之书，不效喻氏之所为。吾所以重勉亭，益幸学山之得遇勉亭也。虽然，勉亭序学山之书，学山之书传，而勉亭亦传矣。

光绪七年七月浙江督学②使者太和张沄卿序

---

① 故智：曾经用过的计谋；老办法。
② 督学：明清派驻各省督导、视察教育行政及主持考试的专职官员，也称视学。

陈　序

医乃仁术也。自伊耆①有《本草经》，轩岐垂问答，古今相传，虽不尽上世之文，而辞句朴古，义理精奥，有非皆后人所能撰托者。汉季长沙太守张仲景（机）受同郡张伯祖之术，以医名世。学宗《灵》《素》，善治杂病，因伤寒六经传变，诊测尤难，作《伤寒论》一书，守往圣之规模，为后学之楷式，思深功大。当时竟无称而述之者，几等为覆瓿②物。及晋太医令王叔和编次其书，始得成为卷帙。越十余世，至宋有成无己者见斯书之难读，又恐散失不传，从而诠解之。自后英贤辈出，踵其事者代不乏人，惟喻嘉言其名最著。读其书，揣其意，俨然以为登仲景之堂，且入仲景之室矣。然偏执一见，炫说新奇，探厥旨归③，实有与经文相背谬者，后人不无遗议，余也心窃疑之。余家绍兴城西北隅，遭难后，世传遗籍荡焉无存。偶游书肆，见有抄本《伤寒尚论辨似》一书，购归阅之。见其文气疏朗，辨驳明晰，既已悚然异之。迨反复再四，抉其秘奥，遂喟然叹曰：是诚仲景之素臣④也。排俗说之肤庸，振斯人之聋聩。在数千载以下之人，解数千载以上之书，心心相印，若合

----

　　① 伊耆：指炎帝神农氏。
　　② 覆瓿：覆置的小瓮。瓿：小瓮。此处形容著作没有价值或不被人重视。
　　③ 旨归：主旨，要旨。
　　④ 素臣：左丘明作《左传》，述孔子之道，阐明《春秋》之法，后人尊之为素臣。此指传仲景之道者。

符节①，是直谓仲景自作自释可也。顾其书，缺佚少阴、厥阴二经，怃然惜之。欲俟后有所得，逐条补注。窃恐有志未逮，或负此盟。不意天假之缘，于壬申冬，更购得《辨似》抄本一部，其中乃缺少阳、阳明及太阳中下卷，而少阴、厥阴二经俨在。喜甚，随合二书以校正之。又因高氏原稿日久被蠹，残缺甚多，更参管见以补缀之，缮写成册，俟日后稍有余资，即锓板以质世。非有求焉，盖示公也。夫洞垣绝技，尚饮剑于伏道之旁；剖腹异能，竟殒命于巨奸之手②。慨世人之多忌，欲加之罪，何患无辞！悲公道之难明，实盲于心，自以为是。利之所在，逐臭何惭？名苟可图，杀人不恤。风趋愈下，尚何言乎？然凡事不得于人，还当反求诸己。余生也晚，始业儒，好古文，与俗尚忤，落落无所合。遂乃出入于老佛③，驰骤于志乘④，泛滥⑤于诸子百家，稍有所得，退而深维⑥。曰：人生在世，究不得以托之空言毕乃事，须择一济人之术为之。因思古人不为良相当为良医之言，为不诬也。于是遍索医门诸书，纵横博涉。其间议论蜂起，聚讼多端，按切以求，迄无统纪⑦？因而由博返约，沿流溯源，摒挡群言，归宗于集大成之医圣。夫医圣之

---

① 符节：中国古代朝廷传达命令、征调兵将以及用于各项事务的一种凭证。用金、铜、玉、角、竹、木、铅等不同原料制成。用时双方各执一半，合之以验真假，如兵符、虎符等。此喻符合仲景旨意。

② 洞垣绝技……巨奸之手：典出《史记·扁鹊仓公列传》与《三国志华佗传》。洞垣绝技，指扁鹊；剖腹异能，指华佗。二位名医身怀绝技异能，却惨遭杀害，不能发扬光大。

③ 老佛：指道教与佛教。

④ 志乘：指志书。

⑤ 泛滥：谓博览而沉浸其中。

⑥ 深维：深入思考。维，思考。

⑦ 统纪：头绪，条理。

集大成者，仲景也。仲景之书，其尤要者，《伤寒论》也。注《伤寒论》而藉藉①人口者，嘉言之《尚论》也。掊击②《尚论》而匠心独出，搜抉无遗，伟然成一家言者，尚论之《辨似》也。作《辨似》者谁，会稽高学山汉峙也。学山者，不知其何时人，事迹无传，声名莫述。上不闻刍荛③之访，下不入枌榆④之谈，仅得于故纸堆中识其姓氏。遂哀其志，珍其书，传之后世，以结异世良交者，会稽勉亭陈锡朋也。然则，学山之述斯书，犹是勉亭之志也。仲景之作斯书，亦犹是学山之志也。千载一心，其然乎？其不然乎？书将成，友人告余曰：子之此举，可以慰学山矣，可以慰仲景矣。爰书其缘起以弁⑤诸简端。

> 同治壬申年嘉平⑥月望⑦前三日会稽后学勉亭陈锡朋
> 叙于亦爱庐之东轩下

---

① 藉藉：纷乱，杂乱。此指注家众说纷纭。
② 掊（póu 抔）击：指抨击。
③ 刍荛（chúráo 除饶）：指割草打柴的人。刍，割草；荛，打柴。后指平民。
④ 枌榆（fényú 分于）：指故乡。
⑤ 弁：（biàn 辨），指为文章作序。
⑥ 嘉平：腊月的别称。
⑦ 月望：满月之时，指每月十五日。

六气客主之图

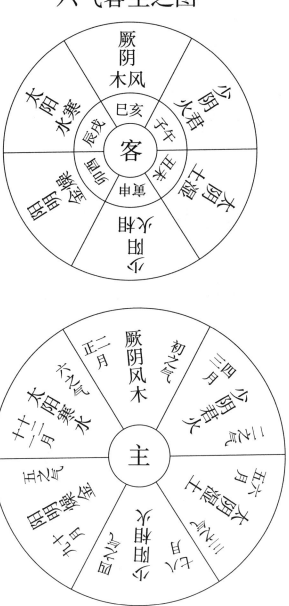

五运客主之图

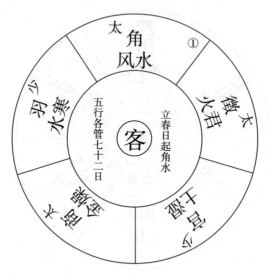

太角风水：诸本同，疑误。据文理应为"太角风木"。

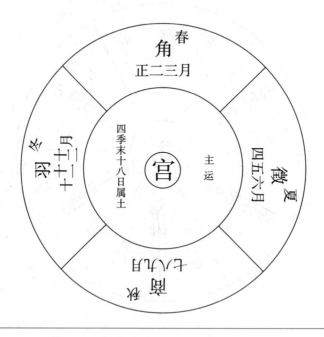

凡例十八则

——仲景《伤寒论》原书必不从六经分篇，当只是零金碎玉，挨次论去耳。分从六经者，其王叔和之臆见，而后人承其陋耶。盖病虽不能逃六经，而六经亦何能限病哉？既从六经分篇，则一病而界于两经之间，及一条而有二三经之变症者，将何所收受乎？且不必逐条冠之，曰太阳病、阳明病等之字样矣。今于各条下，有安插未是者，俱详明宜入某处，而仍存《尚论》之名，及依其分篇编次者，以便与《尚论》对读，免翻阅之劳耳。

——伤寒传经之路，错综变幻中各有一定踪迹。然文词写不尽，图像画不全，后之学者无津可问。致与金丹剑术同为绝学，不知传路模糊，则用药全无把握。于是诋仲景之方为不可用者比比也。今细按《灵》《素》之旨，每经指明元阳阴液津汁及色脉声音生死外，又借州县官为喻，以该管①之疆界、道路之穿插、办事之衙门、出身之乡贯②四处各为总说以冠篇首。阅者交互理会，不特辨症自确，而流通灌注之脉颇得清楚矣。

——伤寒除直中阴经为阴寒外，其余青龙、麻桂各半等证所伤俱风中之寒，故虽曰《伤寒论》而必兼中风，且不入暑湿燥火者此也。其伤寒中风之名，但从卫表起见，风在外曰中风，寒在外曰伤寒，非单风单寒之谓。试看麻黄汤中必用桂枝，而中风名下有主青龙者，则《尚论》以单风单寒及风寒两伤分太

---

① 该管：指掌管。
② 乡贯：指籍贯。

阳为上中下三篇之误，从可识矣。

——《伤寒》旧本俱以条中有"太阳病"三字即入太阳，有"阳明病"三字即入阳明之类。不知仲景立论多有提清来路，后言本病。则其曰某经病、某经病者，间有注意不在此者也。虽已逐条辨晰，读者犹当寻其结穴①处，勿为冠条三字所误也。

——《尚论》以传经、直中分少阴为上下篇，大开仲景眉眼。惜其位置论条，两相误失者颇多。且三阴同例，少阴既分，而于太厥二阴独漏，岂以二经无直中之症也耶？今以愚鄙之见，于各条下，凡传中之互失者，注正之；太厥之独漏者，补分之。要皆不失仲景之精意而已。

——并病之名，即传经而本经未罢者是也。本经邪盛，如强秦兼并之势，故名并。但当安顿于所并之后，受并之前，颇为确当。何得另立篇目？盖传经之症，未有不先见并病者。本经一罢，即系传经之正例故也。

——合病者，前贤俱以二经分数为言，与俗解并病无异，误甚。不知其人平日原有六淫之气藏于阳明少阳而未发，及风寒伤其表气，此病而彼来接应，如合谋合伙之象，故曰合。与并病大殊，不可不察也。

——风寒不从皮毛而入经络，从口鼻而入胸分者，仲景概用吐法。《尚论》硬改本文"寒"字为"痰"字，而立痰病一门，是抹煞仲景一大法，殊为谬妄。兹于《痰病篇》下驳正外，又于各经吐症论条俱有详明阐发。千古以后，当有同志者和②

① 结穴：此指要点。
② 和：指赞成。

我也。

——《伤寒论》古今注家甚多，然多彼此蹈袭，依样葫芦。兹集纵或收录他注，必以"某氏曰"冠之，余皆愚鄙之论。即一字一句，亦不拾前人之唾，揭名篇首，使罪我者有专责耳。

——《伤寒》一百十三方，药性之升降，分两之多寡，煎例之先后异同，服法之冷热零顿①俱有精义。余尝揣摩二十年，颇得其旨。盖垂死而全活者千百辈矣。各方下虽已详注，尚恐管窥蠡测②，未足尽海天之宽大。同志者犹期一字不可放过，寻其所集，以广好生之德焉。

——过经不解，单是太阳本经病。至十四五日，或二三十日，过与阳明或少阳，便是过经。然最是欲解易解处，以误行吐下故不解数条，是就其变症而立法耳。《尚论》当以七日为候，大误。辨详本门下。

——条中用汤文法。曰宜某汤，曰某汤主之，曰与某汤，俱有精意，不可不知。大概无加减挪移曰宜，有可损益去就曰主，少少饮之曰与。细读自见。

——三阳有用针处，少厥二阴有用灸处，注家俱不细究。不知针灸二者，乃伤寒中一要法，何可略过。今按《内经》及《甲乙经》补入。且余尝用之，效如谷应③，读者勿视为多事也。

——《伤寒》方通计一百一十三道，当病用之，痛苦若失。但变症多端，似乎论有所未及，方有所未备也。不知此一百十

① 零顿：零，分开；顿，一次。指服法或一次服用，或分次服用。
② 管窥蠡（lí离）测：以管窥天，以蠡测海。形容视野狭窄，见识浅薄。
③ 谷应：即山鸣谷应，喻此呼彼应。此指疗效应验。

三道中，一方有两用三用者，青龙、乌梅、五苓、理中之类已露其机矣。一用有两方三方者，各半、葛根、柴桂、越婢之类已露其机矣。是知所变者，不过各经合沓之病。而所应变者，亦不过各方剪凑之方。则成方为乾坤之定位而错综交互，山泽可通气，雷风可相与。甚至黄连内附子汁，桂枝加大黄汤，虽水火亦可以相济。一千一百三十不足以尽其蕴，岂伤寒之变症云乎哉？推之以应杂症之万变可矣。至剪裁凑合之法，恰又有一定之绳墨，非敢以辨才欺世也。读者详明全注自见。

——天地之贼寒有二，而人之受伤者亦殊。虽已见之三条，不可不细辨者也。霜前雪后，无风无日，锥渗入骨者曰阴寒。云开日朗，因风致冷者曰风寒。阴寒惟阳虚者，能中入，中则直入三阴，而为宜温之症。风寒不论阳气之虚实，凡衣薄劳倦之类，俱能袭入。入则止在阳经，久而递传三阴者有之。传者俱为宜滋之症，此《尚论》之所未详，而读论者之所须知者也。

——人身内外作两层，上下作两截。而内外上下，每如呼吸而动相牵引。比如攻下而利，是泄其在内之下截，而上截之气即陷。内上既空，其外层之表气连邪内入，此结胸之根也。比如发表而汗，是疏其在外之上截，而在内之气跟出。内上既空，其内下之阴气上塞，此痞闷之根也。识此，在上禁过汗，在内慎攻下之法。后读结胸及痞塞诸论，则水消雪化矣。

——《伤寒》诊法惟以形、症、声、色，合之浮、大、数、动、滑、沉、涩、弱、弦、微之十脉，以为印证，便可得其大概。苟不详此四者，而徒以三指求病，则高者脉长，矮者脉短；躁者脉浮，静者脉沉。其天生脉体已有似病非病之万变，而自谓能得病情者，吾不信矣。况以《内经》律当世之诊，而不知脉者又比比乎。

——《伤寒》用药，当照原方十分之一为得。盖古人多作三服，愈则弃其所余。今惟一服，是当原方十分之三四矣。古人运厚气厚，今人运薄气薄，是当原方十分之六七矣。合之权度，古小今大。什一①者，约略相当也。但表药则因故议减，下药则因故议加。又在四诊者之神而明之耳。

① 什一：十分之一。

目 录

太阳经总说

按太阳本气，从肾中之真阳，温胃储胸，乘肺德而外托于周身，以御冬令寒气。至肾阳之分贯于他脏腑者，各另开门，而自出其经络。与太阳之表气相会，以分御三时①不正之气。要皆从太阳之化而俱谓之曰卫气者，护卫之义也。其阴，则从胃腑之津液化赤为血。又尽②血中之精华与气俱行，而贯于经脉之内，故不曰血而曰营者，盖经营于血中，环周而不休者也。其性，上炎外鼓，故病则脉浮；其隧道，从目内眦精明穴，上头，历项后，由夹脊而行足外廉之后侧，故外症则见头痛，项强，脊紧，腰疼而腿酸；其辖，周身之表，故外皮发壮热，且与阳明之肌肉相接，故能由其该管以传其经，犹州县之盗贼贻祸于接壤也；其署，为胸，故表邪上入则胸烦，喘渴及结胸。胸之下与胃相逼，故邪少少下引则呕，大热逼之，且能移燥阳明之腑，犹盗贼入官署而必趋仓库之势。胸之两旁，下通于胁，故于阳明之经府两壮者，又能跳传少阳焉。其本乡属膀胱，故热邪下入，则小便赤而不利，此犹官署之案流祸于本籍也。膀胱与大肠为前后邻，故热极者能移热而结其大肠之血。膀胱与肾为表里，故热邪又能从腑而传入少阴之脏也。其从表而正传脏腑者，以五经隧道皆出而外附于太阳之皮部，即所谓各另开门而自出其经络，与太阳之气相会者是，如州县之道路各通于省会也。其经络脏腑之独虚者，则从太阳之该管而历传之。其

---

① 三时：指春、夏、秋三个时节。
② 尽：力求达到最大限度。

人鼻孔向外者，膀胱漏泄。其见于面部者，人中外三指为膀胱子处之应，其本色白，白甚者宜防绝汗。其标色红，红甚者恐为戴阳。瞳子高者，其气不足。戴眼者，其气已绝死。色荣颧骨，与弦脉争见者，死期不过三日。以内外交贼阳明故也。其音徵、羽。徵者，尖细而浮；羽者，柔散而末空。盖徵应经，而羽应腑也。

太阳经上篇

喻氏分太阳为三篇，以中风为上篇，伤寒为中篇，风寒两伤为下篇。是认中风为单风，伤寒为单寒，不知单风不入《伤寒论》正例，仲景间以一二条带说者有焉。单寒又另有直中条。此所谓风，是寒风。此所谓寒，是风寒。寒非阴寒，风非三时之风。故《伤寒论》中兼言风而不言暑湿燥火。且麻黄汤中不废桂枝，而中风条下有主青龙汤者此也。但其所以分别风寒之名，又自有说。夫风寒原属合体，及入人皮肤，风阳寒阴，风表寒里，疏洞而见种种风因者，常也，宜桂枝汤。如阴阳倒施，风内寒外，凝闭而见种种寒因者，变也，宜麻黄汤。若风微寒重，兼之腠理甚密者，此又变中之变，宜青龙汤。至风寒不分表里，混扰毛窍经络，此又不变之变，宜各半汤。辨详各条下。是太阳之风寒总属一体，分不得篇。即欲分之，亦当以风表寒里者入此，寒表风里者入此，则庶乎不失仲景之旨矣。

一条　太阳之为病，脉浮，头项强痛而恶寒。

太阳者，其包裹如天之体，其高明如日之象，常应在上在外之用，故受病居六经之首，而为风寒从入之门户也。脉浮者，资性好高鹜外，一经邪触而面目自露也。头为太阳之都会，项为太阳之要冲，阳得阴则和软而不强，阴得阳则通畅而不痛。

客邪犯之，则不受阴偶而亦不为阴用，故强痛。太阳持于邪气，不能掌卫外之权，而阴气夹呈于阳分，故恶寒也。斯风寒之因未分，故但曰为病耳。

二条　病有发热恶寒者，发于阳也；无热恶寒者，发于阴也。发于阳者，七日愈，发于阴者，六日愈。以阳数七，阴数六也。

发热恶寒，发热与恶寒并见。无热恶寒，犹云未发热而先恶寒也。阴阳，指太阳中之营阴卫阳而言，俗解作内外经，非。何则？谓阳经之愈于七日，尚说得去；谓直中阴经之愈于六日，便说不去矣。阳数满于七，而极于九；阴数满于六，而极于八。发于阳，则阴原未病；发于阴，则阳原未病。七日、六日，病气满而将移，治气暗为交换，故愈。即《刺热篇》所谓"今且得汗，待时而已"之义。此言病邪留于太阳营卫间者，有此七日六日之分，并未及于传经之例，诸家所解俱误。

三条　太阳病，头痛至七日以上自愈者，以行其经尽故也。若欲再作经①者，针足阳明，使经不传则愈。

喻氏曰七日而云以上者，概六日而言也。"其经"二字当连读，犹言其父母之谓。言六七日自愈之病，止行太阳本经尽处，不传他经故也。若至此未愈，将欲作阳明之经者，是阳明之气原壮，故拒至六七日，且为日既久，病邪亦力绵势软，可以就阳明之经穴而针截之矣。旧注为六经传尽，复转太阳，再至阳明，针以夺其传路。天下岂有传入厥阴之邪而复出太阳之理？抑何不从二日而早夺其传耶？不通甚矣。后凡言日数，从

---

① 欲再作经：《伤寒论·辨太阳病脉证并治》作"欲作再经"。

七日起至十余日外者，俱根①以上二条。请着眼在太阳。按《灵枢·本输》及《甲乙经》，足阳明出于历兑，在足大指次指之端，去甲角如韭叶为井金，刺一分，溜于内庭；在大指次指外间为荥，刺三分，注于陷谷；在中指内间上二寸陷中为腧，刺三分，过于冲阳；在足跗上五寸陷中为原，摇足而得之，刺三分，行于解溪；上冲阳一寸半陷中为经，刺五分，入于下陵；膝下三寸胻骨外三里为合，刺一寸，复下三里三寸，为巨虚上廉；下上廉三寸，为巨虚下廉。俱刺八分。大肠属下，小肠属上，以大小肠俱属阳明胃脉也。

四条　太阳病欲解时，从巳至未上。

太阳之标，为真阳②之所盘旋。真阳官③巳旺午而亢未，阳胜则邪退也。

五条　欲自解者，必当先烦，乃有汗而解。何以知之？脉浮，故知汗出解也。

烦者，神气浮动不宁之貌，干热之应也。烦而后汗者，阳气有余，阴津不足之人。欲作汗而津液不能应其用，譬之穷家作事，非十分着急不能措办之义。承上文言元阳既足，加之时日旺相，《经》所谓大气一转，其病乃散④也。然必与本篇二十四条"振栗汗解"参看。盖此条之脉浮为阳气过盛，阴不能供其取资，故必烦而后汗。彼条之脉，阴阳俱停，为阴气抗礼，阳不能为之先倡，故必战而后汗。然实开后文五苓散及茯苓甘草汤两方之法门。是知伤寒之解，烦汗为上，战汗次之。不烦

---

① 根：依据。

② 真阳：此指肾阳。

③ 官：通"管"，管理。《管子·山国轨》："轨守其时，有官天财。"

④ 大气一转，其病乃散：语本《金匮要略·脏腑经络先后病》。

不战而或解者，恐系国破兵休，家亡讼息之兆也。

六条　太阳病，发热，汗出，恶风，脉缓者，名为中风。

太阳病，具首节而言，后仿此。发热者，太阳一经，卫阳营阴，本寒标热，自为调畅；邪犯其卫与标①，则先从卫气标阳之化，故发热。此发热者，风寒之所同也。汗出者，风性疏洞，伤其外藩，是卫不为营守而漏其不摄之津液也。恶风者，卫气既疏，似无外廓，有直侵其分肉之状。虽与恶寒约略相兼，实有天壤之隔。盖恶寒，非厚衣重衾不可除；而恶风，止塞坰墐户②可以已也。脉缓者，风柳轻柔，风绳不急之象。

七条　太阳中风，阳浮而阴弱。阳浮者，热自发；阴弱者，汗自出。啬啬恶寒，淅淅恶风，翕翕发热，鼻鸣干呕者，桂枝汤主之。

太阳中风，又具上条在内，后仿此。阳浮阴弱三句，风邪伤阳，阳不与阴俱而自浮，故发热；亦不为阴主而阴弱，故汗出也。啬啬者，贫人敛俭之貌；淅淅者，秋原③肃杀之神；翕翕者，毛发忽平忽竖，孔窍欲开欲闭之象，故从鸟之合羽也；鼻鸣者，热势据清阳之高位，外气之欲入者，艰也；干呕者，风邪压胃口之上流，中气之欲上者，逆也。主桂枝汤者，因病在卫分，只消从卫分深一层之营分兜发其汗，而卫分之邪自释矣。盖桂枝为血分阳药，性主走表；芍药为血分阴药，性主走里。妙在二物平用以为柱石，则桂不能夺芍而任性走表，芍亦不能夺桂而任性走里，于是不表不里而适行营分，然后散之以

---

① 标：有用书本作"表"。下文"卫气标阳"之"标"同。
② 塞坰墐户：疑为塞向墐户。此指关闭门窗以避风。向：窗户。墐户：涂塞门窗孔隙。
③ 秋原：秋日的原野。

生姜，和之以甘草，滋之以大枣，物物用命①矣。试观本方之倍芍药者，即能牵制桂甘姜枣而入为建中，则所以解肌之义自见矣。

桂枝汤

桂枝三两，去皮　芍药三两　甘草二两，炙　生姜三两　大枣十二枚，劈

以上五味，㕮咀。以水七升微火煮，取三升，去渣，适寒温，服一升。服已，须臾，歠热粥一升余，以助药力，温覆令一时许，遍身漐漐，微似有汗者益佳，不可令如水流漓，病必不除。若一服汗出，病差，停后服，不必尽剂。若不汗，仍服，依前法。又不汗，后服小促役其间。半日许，令三服尽。若重者，一昼一夜服周时观之，（九字作一句读，犹云病虽重，一昼一夜不须作二剂，必待周时观之。）服一剂尽，病症犹在者，更作服。若汗不出者，乃服至二三剂，禁生、冷、黏、滑、肉、面、五辛、酒、酪、臭、恶等物。

歠粥以助其甘，歠热粥以助其辛，故曰助药力也。三服，作三日服也。故第三服以半日许为小促。病重者曰一昼一夜服，则三服作一日服矣，故曰周时观之。如水流漓，病必不除者。真气疏泄太猛，犹之被盗之家，家人跻跻②夺门而出，则贼反逗遛于主人出奔之空处故也。生冷解温，黏滑破辛，肉面滞胃，五辛过散，酒酪乱经气，臭恶等物夺芳香，俱于桂枝汤有碍。故禁。

八条　桂枝本为解肌，若其人脉浮紧，发热汗不出者，不可与也。当须识此，勿令误也。

---

① 用命：执行命令，听从命令。
② 跻跻：人物众多貌。

脉紧为寒，浮紧为寒在表分。其症发热，汗不出，益①知寒表风里之伤寒矣。桂枝但能解肌，而不能疏表。服之，是欲解风热，而风热无从出之路，故反烦也。

九条　凡服桂枝汤吐者，其后必吐脓血。

桂枝汤为辛甘之剂。甘则胃喜受之，辛则肺喜行之，故能有容而达于肌分。服之反吐者，是胃湿而满，不能受，肺热而阻，不得行，即所谓酒客、呕家是也。夫以湿热之因，而致一脏一腑恶其所喜，将来郁为溃脓，出为痰血，故曰其后。然则于吐何尤②？而特于吐桂枝之日早卜之耳。喻注：吐则热势淫溢于上焦，蒸为败浊，故必吐脓血③。是谓吐脓血之故，由于桂枝之吐也。请问湿热极盛之人，假令不吐，假令不服桂枝，其能免于吐脓血乎？无湿热者，即服桂枝而探吐之，遂至吐脓血乎？非长沙公遗意也。

十条　酒客病，不可与桂枝汤，得汤则呕，以酒客不喜甘故也。

酒之为性，体湿气热。湿则留滞而易致满，热则炎上而易致逆。甘者浮而缓，缓能增其留滞而愈满，浮能益其炎上而愈逆，故酒家得汤则呕也。然此条当与中篇四条"呕家不可与建中汤"合看。盖风寒之在太阳者，正宜保此阳明胃腑之元气，以为内拒后应。倘只顾一边，而忘其为酒客呕家，投以甘甜之剂，引其呕吐，而药仍不受。一则欲解肌而反虚其中气，一则欲建中而转伤其胃元。是非治太阳而速之入阳明也，其为祸可胜道哉，故戒。然则酒客、呕家、病桂枝建中症者，奈何？喻

---

① 益：有用书楼本作"盖"。
② 尤：过失。
③ 吐则热势……必吐脓血：语本喻昌《尚论篇·太阳经上篇》。

氏曰：辛甘不可用，则用辛凉以彻其热，辛苦以消其满①。愚谓发表不远热，酒客仍宜于桂枝汤，去甘草，加黄芩、茯苓、厚朴、半夏。呕家仍宜于建中汤，去甘草、胶饴，加吴茱萸、生姜、半夏。则庶几矣。

十一条　发汗后，水药不得入口者为逆。若更发汗，则吐下不止。

喻氏曰：水药俱不得入，则中满极矣，若更发汗，是愈动其满矣。凡是表药，俱可令吐下不止，所以于太阳水逆之症，全不用表药，惟用五苓以导水，服后随溉热汤以取汗，与此条互相发明也②。但曰发汗后，又曰更发汗，则桂、麻、柴、葛等类皆在所禁矣。此解诚是，但未细悉其所以然之故。盖汗者，以胃中之津液为材料，以中焦之阳气为运用，而后能达之肌表，和其营卫。然犹有津液少衰者则为烦汗，阳气少弱者则为战汗，况平素胃湿而阳气虚弱者乎？一发其汗，则中焦之真阳愈亏，而不能分行水气，于是积湿而成水满，故外拒水药不得入，而为逆也。若更以表药发汗而击动之，一则阳微不能外皷而作汗，惟有奔迫于上下之两途；一则中湿不能自存，而为涌为泄，各从其高下之便。故无论汗与不汗，而吐下不止，所必然也。

十二条　太阳病，头痛，发热，汗出，恶风者，桂枝汤主之。

此言桂枝汤之全症。但四症重在后二症，尤重在汗出一症。盖头痛发热，与麻黄汤症同，而恶风，亦恶寒中之所兼见，故下四条，单就汗出而详言之耳。

---

① 辛甘不可……以消其满：语本喻昌《尚论篇·太阳经上篇》。

② 水药……互相发明也：语本喻昌《尚论篇·太阳经上篇》。

十三条　太阳病，外症未解，脉浮弱者，当以汗解，宜桂枝汤。

浮弱，即上文阳浮阴弱之谓。阳浮于表，故热；阳不为阴主，故弱，而且汗自出也。但二脉尤重在浮一边，以浮则未有阴不弱也。宜桂枝者，单责其浮也。

十四条　太阳病，发热汗出者，此为营弱卫强，故使汗出，欲救邪风者，宜桂枝汤主之。

桂枝汤主之，曰邪风者，盖主三时之单风而言，不独寒中之兼风也。

十五条①病人脏无他病，时发热自汗出而不愈者，此为卫气不和也，先其时发汗则愈，宜桂枝汤主之。

脏，指肝肾而言。盖少厥二阴之精汁亏损，而虚火逆于少阳，往往有见时发热之外症者，故揭之。言除此二脏有他病外，余皆可以从症而主之也。喻氏谓隐括人身宿病，即动气不可发汗②之类，非。

十六条　病尝自汗出者，此为营气和也，营气和者，外不谐，以卫气不共营气和谐故尔。以营行脉中，卫行脉外，复发其汗，营卫和则愈。宜桂枝汤。

以上五条，通以桂枝为主治，即见桂枝之可任而不足畏也。一条从症，二条从脉（一条者，十二条也；二条者，十三条也），此二条，申明第七条之义，风寒之正例也。三条不言头痛恶风（三条者，十四条也），而但言发热汗出者，盖兼三时之单风而言，故曰邪风。四条曰时发热，（四条者，十五条也）则有

---

①　十五条：原缺，据有用书楼本补。
②　隐括人身……不可发汗：语本喻昌《尚论篇·太阳经上篇》。

时而作止矣，是就邪风而抽言之也。五条诸症不见，仅言自汗（五条者，本条也），是广言杂症，而为桂枝之旁及矣。

十七条　太阳病，初服桂枝汤，反烦不解者，先刺风池、风府，却与桂枝汤则愈。

风池、风府，经穴中之最能藏风而得名者。此平日素有风气伏于此穴，及外感风寒，相与固结。桂枝能解肌肉之邪，而不能搜剔穴中之隐蔽，且诸凡击而不胜，俱能使其势益张，故反烦也。刺二穴者，捣其宿病之巢穴，使之散于经络，然后可以奏解肌之绩耳。却与桂枝汤者，言脉症既对，不得为病情所眩惑而思变计也。喻氏谓服药不如法，穿凿。风池，在耳后入发际一寸陷中，手足少阳脉之会，《素问》刺四分，《甲乙经》刺三分。风府，在项后入发际一寸，宛宛①中督脉阳维之会，刺四分，禁灸②，令人瘖。

十八条　风家，表解而不了了者，十二日愈。

凡家字，俱指宿病而言。与后衄家、淋家、亡血家同。风家表解不了了，喻氏为阳气扰攘，未得遽宁。程氏为余邪不无散漫，皆是梦中说梦③。盖了了者，心中之神明也。而所以了了之源，则以胃中水谷之精华化为营阴，以上供其滋润，犹之灯火之所以清亮者，油之为用也，故经曰心统营血。风家汗疏④而营血伤，今又因汗以解表而胃中之津液一时不能输用，故神明时露燥涩之象耳。试观阳明汗多胃燥，便致谵语。谵语者，不了了之甚也。夫阳气可以骤还，而阴津不能即复。至十

---

① 宛宛：清楚貌。
② 灸：原作"炙"，据医理改。
③ 梦中说梦：喻虚幻之甚。
④ 疏：有用书楼本作"多"。

二日，则地支之数已周①，而饮食之滋生，水谷之浸润，渐能灌溉，故愈也。

十九条　中风发热，六七日不解而烦，有表里症，渴欲饮水，水入则吐，名曰水逆，五苓散主之。多服暖水，汗出，愈。

此条之烦，非干烦，乃热烦也。此条之里，不指传经，盖因表热日久不解，以致热邪逼伤胸中膻中之真阳，所以不管运行水道，而见表热里逆之症也。渴欲饮水在上焦，水入则吐在中焦，其所以兼见者，真阳不管运行水道，而胃中水满，故不能容受，而中焦恶之。热伤胸中膻中之真阳，求救于水，而上焦喜之也。倘以太阳外热不解，或见日久内热，误为已传阳明，投以桂枝、葛根等汤，发汗以责其受伤之阳，则成本篇十一条水药不得入口之逆矣，故宜以五苓行渗水解热之法。术桂之甘温而辛者，扶胃中之真阳，以发其运动之机，而为胸中膻中之阳少展地步；二苓之淡渗，透其留滞之湿；君泽泻者，取其穿行川泽，为透水之向导，使之开前阴以决其流也，则旧水去而新水可入。然后服水以从上焦之所好，服暖水以便中焦之所宜，多服暖水，以俟其自汗而解外。盖因此症经邪轻，故不从经而传阳明之肌肉，腑邪重，故由膀胱而水逆。此用药注意在腑，而以多服暖水顺带治经耳。喻注似是而非，不能逐段驳正，其谓热邪挟饮上逆，以拒外水，不分地位高下及饮邪已未相挟，殊为混混②。盖挟者，勾结一处之谓。夫此条之症，失用五苓，若传入阳明太阴等经，热邪下挟，积饮于胃，轻则奔迫下利，重则为发黄等症。若不传变，而单病太阳之府，则膀胱逆甚，

---

① 地支之数已周：指子、丑、寅、卯、辰、巳、午、未、申、酉、戌、亥十二地支所代表的时辰已过一轮。

② 混混：不分明貌。此指混淆。

积水上挟，热饮于心下，则为水结胸症。各有妙剂在后。此热自热，饮自饮耳，何得谓之相挟耶。

五苓散

猪苓十八铢，去皮　泽泻一两六铢半　茯苓十八铢　桂半两，去皮　白术十八铢

以上五味为末。以白饮和服，方寸匕。多饮暖水，汗出，愈。

按古法：二十四铢为一两。古之一铢，今之四分一厘有零也。方寸匕，《名医别录》云：正方一寸，抄药不落为度。匕，匙类也。愚谓匕为刀属，言一寸阔之刀头，挑药一寸深者是也。或曰：散中有三可疑，前人曾未道及，敢请。猪苓固苓矣，何以并泽泻、桂、术、而亦苓之？一也；以药物名汤，多取分两重者，何以弃泽泻之重者而名其轻？二也；他方之用桂者，必别枝与肉之名，此则或枝或肉，使人不知所从，三也。长沙或各有见乎？对曰：然。本方固渗水之剂。猪苓以刜为渗，茯苓以劼为渗，宜以主治。若夫泽泻为入水之舟楫，桂为治水之疏浚，术为障水之堤防，及其成功，则俱从苓化故也。分两之重者名方，将有兼人之智勇，而兵自协从之理也。夫猪茯之淡渗，同功合德，二而一者也，即两物而合视之，不更重于泽泻乎？至于桂之不列枝肉，则俟后学之神而明之耳。盖胃阳素弱之人，一遇此症，当用肉桂之燠土以为渗法，所谓扶胃中之阳以发其运动之机是也。若平素胃阳不亏，此等症候，便宜缩用疏泄解肌之桂枝，入于大队下泄之内，以为解水之阵，所谓为胸中膻中之阳少展地步者是也。喻氏谓单属桂枝，非。谓四苓解内，桂枝解外，尤非。夫大将提兵北伐，未闻偏裨敢有违令南行者，且多用半夏之降、五味之敛，即能监麻黄为小青龙。彼已知其

非汗剂，何昧于五苓中之桂枝耶？然则，所以解外者何？曰：水逆欲平。上焦之郁热已得宽展，盖解于多服暖水以畅之耳。

二十条　太阳病，发汗后，大汗出，胃中干，烦躁，不得眠，欲得饮水者，少少与之，令胃气和，则愈。若脉浮，小便不利，微热，消渴者，与五苓散主之。

发汗后，大汗出。凡麻黄、青龙等汤对症而太过者皆是，不专指桂枝之如水流漓也。喻注：不行解肌，反行发汗①，则为逆，岂止如此。误。胃中干则烦，胃中干而取资于肾则躁。不得眠者，卫阳欲进伏于营阴之内，而营阴不足以庇之也。欲饮水者，干也，非热也。故宜少少与之，然亦恐或成中篇二十一条之喘，故以多为戒也。胃气惟滋润而后能受脾家之燥化以为运动，今借资于外水而胃气和，是余热且有下散之势，故愈。脉浮已下，另有奥旨，非等闲表里之比也。夫以表症为重，则脉浮微热，似宜桂技；以里症为重，则消渴，似宜白虎；乃就前后病势及脉症之参差处，一眼注定小便不利，而专用五苓矣。盖既曰太阳病，则汗非误汗，而大汗之后不见变症，则药非误药，安得复有脉浮微热之表症耶？脉但单浮，不言洪大，又安得有消渴之里症耶？是知病表不必攻表，病里不必救里，止因下焦赤涩之水，停而不流，上载中焦之热，郁勃②于暵③干之胃分，故消渴；又衬托上焦之气，弥满于太阳之胸分，故脉浮而微热也。只消利去其下焦赤涩之小水，则中焦之热展舒而消渴解，上气平伏而浮热除矣。此抽底平面之法也。

二一条　太阳病，发汗，汗出不解，其人仍发热，心下悸，

---

①　不行解肌，反行发汗：语本喻昌《尚论篇·太阳经上篇》。

②　郁勃：郁结壅塞。

③　暵（hàn 汉）：干枯。

头眩，身𥆧动，振振欲擗地者，真武汤主之。

太阳，以汗为正治。原非误也。但凡属汗剂，即宜谨防亡阳一变。故平素肉胜气卑色白性沉者，一切麻黄[1]、桂枝、青龙、葛根俱不得满剂，不专指误药也。不解，即下文仍发热之谓。郑氏曰：阳气盛者，未汗之先，阳与邪搏，汗之则正邪相持而出，故解；阳气衰者，其未汗时，正气已经投降病邪，及至汗之，则阳气惟是自败而出耳，故多不解。此论精细，并存之。愚谓汗后阳虚欲亡之人，其身仍热，非关病邪之解与不解也。经曰：阳浮发热。今虚阳欲脱而浮于外，其发热不解，何必病邪之尚存哉？观汤意之单一收汗回阳可见矣。心下悸，与脐下悸不同。脐下是动悸，有驳驳跳动之象，阴气之将上也；心下是虚悸，有怯怯饥馁之形，阳气之外驰也。脐下心下，为阴阳所居之位，故其移宫之景各如此。眩者，阳气上旺之貌。目筋之跳动为𥆧，身𥆧动，言浑身之肉忽此忽彼，俱如𥆧之跳动也。振振欲擗地，喻氏曰：擗，辟也。汗出过多，卫气解散，似乎全无外廓，故振振然四顾彷徨，无可置身，欲思擗地而避处其内也。试观婴儿出汗过多，神虚畏怯，尝合面偎入母怀，岂非欲擗地之一验乎[2]？如此解释，不知瞒过多少聪明学问人。夫阳气欲亡未亡之际，其诸阳之上浮外骛者，尽汇于太阳皮毛之分，以争出路之势，是外盛而内衰，上强而下弱也，何得谓之卫气解散，全无外廓乎？即如所言，已是阳气亡尽，死在顷刻之候，犹得以真武回之者，吾不信矣。识破二语，则下文之误尽见。且婴儿之喻，尤为不确。试看病儿未汗，其不合面偎

---

① 麻黄：原作"黄麻"。据药名乙转。
② 擗，辟也……验乎：语本喻昌《尚论篇·太阳经上篇》。

入母怀者有几哉？孰知擗与躃同，即跳跃之义。下潜者颈缩，上扬者足躃，势使然也。凡阳气泄于下，则头颤为甚。男子精前、小儿尿后可证。阳气泄于上，则足战又可类推矣。明明悸言心下，眩言头，瞤动言身，而以擗地言足，盖谓诸阳上浮外骛，而足底之阳，亦将奔迫赴之。故其上拔虚战之势，振振然如擗地之状，加一"欲"字以虚拟之耳。主真武者，以汗为阳气之车马。此时四逆、白通非不对症，然六车四马，已在驰逐，挽留之法，惟折车勒马，为回阳当下之捷径矣。方论见太阳下篇第二条。

真武汤

茯苓三两　芍药三两　生姜三两，切　白术二两　附子一枚炮去皮，破八片

以上五味，以水八升煮。去渣，温服七合，日三服。（煮无分数，以三服七合计之，当作二升。）

二二条　太阳病，发汗，遂漏不止，其人恶风，小便难，四肢微急，难以屈伸者，桂枝加附子汤主之。

喻氏曰：发汗而阳气不能卫外，故汗漏不止。恶风者，腠理大开，为风所袭也。小便难者，津液外泄而不下渗，兼以太阳之卫阳自强，而不为膀胱输化也。四肢微急，难以屈伸者，风淫持阳气于四末也。此与亡阳有别，故用桂枝加附子以固表驱风，复阳敛液耳①。喻注颇是。愚谓此平素阳气有余之人，病风因而误用麻黄之变也。盖风在卫表，而服桂枝汤，除中病则解外，有阳虚而亦成亡阳一变，有阴虚而烦不能汗一变，有阴阳俱虚而致阳旦两条厥逆咽干一变，并未有漏汗不止之症也，

---

①　发汗……复阳敛液耳：语本喻昌《尚论篇·太阳经上篇》。

则误药可知。然非平素阳气有余，误用麻黄，则与误服大青龙，同一筋惕肉瞤，而成亡阳之症。又岂止漏汗不止已耶？合病情汤意而两审之，明明误药，伤有余之阳而阳病，故不致亡阳，而仅漏汗不止，且使小便难也。遗卫表之风而风在，故恶风与四肢微急，难以屈伸也。仍主桂枝者，补遗也。外加附子者，救误也。则桂技汤之治恶风以下诸症，附子之治漏汗一症，其解肌温经之汤意，斯与病情始终相贯矣。喻氏谓漏汗不止，即桂枝汤下如水流漓之互词。不知如水流漓，病在"流漓"二字。其汗大而暂，略久则种亡阳欲脱之根。汗漏不止，病在"不止"二字。其汗小而长，拖延，则致阳虚恶寒之渐也。且亡阳，是虚其虚而阳欲去，其症急；漏汗，是责无辜而阳有病，其症缓，故于喻注中之瑕疵皆纂易之，高明者必能鉴焉。

桂枝加附子汤

于桂枝汤加附子一枚，炮，去皮，破八片。余依前法。

二三条 **太阳病中风，以火劫发汗，邪风被火热，血气流溢，失其常度，两阳相熏灼，其身发黄。阳盛则欲衄，阴虚则小便难，阴阳俱虚竭，身体则枯燥，但头汗出，齐颈而还，腹满而喘，口干咽烂，或不大便，久则谵语，甚者至哕，手足躁扰，捻衣摸床。小便利者，其人可治。**

劫汗，如盗贼之劫财，由外入而强取之也。失其常度，指风邪乘火，入内乱窜，而失传经之次序言，非指血气之故道也。发黄，与阳明太阴之黄不同。阳明太阴为湿热蒸出之黄，故色如橘子，鲜明滋润，盖热由湿化者也。此则热极焦枯，其色干涩，则黄乃从火化耳。阳盛阴虚，其阴阳字，当作表里看。夫伤寒常例，经络之表邪盛则衄，脏腑之里邪重则小便难。盖谓中风之症，原有自汗，又以火劫之，一则，风邪挟火内向而不外洞，故自汗闭而表盛，欲衄，然不得从表而再责其汗也；一则，热邪乘风炎上而不下渗，且津液大亏，里虚而小便难，然不得从里而强责其小便也。阴阳俱虚竭，又当作壬癸解。阴指津液，固不必言。本经凡胃中亡阴，每日无阳，则津液中之上升外渗者，得毋仲景之所谓阳乎？况还丹诸经，癸中壬水，俱称为先天阳气，则一身之津液清轻者，亦可作壬水观也。不然，阴固虚竭，而于腾腾烈焰之中并称阳竭，岂理也哉？风火之邪上冲则头汗，内陷则腹满，犯肺则喘促，熬干清扬之精华则口干咽烂，逼尽阴营之滋润，则便坚谵语。哕者，禽鸟洒食之状，胃气之不能中存也。躁者，阴热炮烙之征，少阴之不能自顾也。捻衣摸床者，心主神明，油干膏尽，譬彼昏暗之灯头，有摇摇莫依之状，而将自灭也。小便利者，可治。喻氏曰：水出高源，利则水道未绝，肺气不逆可知。肾以膀胱为腑，利则膀胱之气化行，肾水未枯可知也①。此条向以见证错杂，头绪繁多，以故注皆笼统肤陋，不知长沙之旨。殆谓太阳中风，所伤卫气，原宜桂枝汤，从营分以内托其汗，使邪散而阴津不伤，斯为合法，乃妄用外火，或熏或熨，以强劫其汗，无论中风之人，自汗而津液一伤，劫汗而津液再伤，即此火烈为祸，关乎生死，非细故也。盖中风之症，先伤太阳卫气，次及阳明，虽至三阳尽而三阴受邪，皆有经常度数可按者，以血气为之关隘也。今邪风被火热，而风乘火势，火趁风威，则卫气因火而内溢，营血因热而散流，关隘尽撒。而风火之邪，充经络而满脏腑，津液一时烁尽，无日期可计，无经次可循，失其常度而为坏病之最者也。于是，因风火两阳熏灼而见发黄一症，因火扛阳毒而

---

① 水出高源……可知也：语本喻昌《尚论篇·太阳经上篇》。

见表热欲衄一症，因热剥阴津而见小便难一症。凡此壬癸虚竭、津液枯燥者，皆失其常度之应也。至于虚竭枯燥，但在上焦，头汗喘促，口干咽烂，犹可为也。倘或及于中焦，便坚、谵语则已危矣。甚则声哕躁扰，捻衣摸床，则下焦有井枯渊竭之势。真我无依，离离欲去。纵有小便自利，一线可望，而九死一生，尚未足恃。呜呼！向非劫汗也，劫命而已矣。向非以火也，以刃而已矣。业此者，可不慎欤！

二四条　太阳病二日，又躁。反熨其背而大汗出，大热入胃，胃中水竭，躁烦，必发谵语。十余日，振栗，自下利者，此为欲解也。故其汗从腰以下不得汗，欲小便不得，反呕，欲失溲，足下恶风，大便硬，小便当数，而反不数及多，大便已，头卓然而痛，其人足心必热，谷气下流故也。

条中凡言一二至五六日数者，俱暗指一日太阳，二日阳明等之传次而言。非谓传次之必如此也，特举大概以便就经发论耳。后仿此。二日，是将传阳明之候。躁，即本经中篇第三条，若躁烦之躁。又正欲从经入胃，而将为自汗之界也。乃不从阳明之正例，用葛根汤以提邪出表，反用火熨其背以取大汗，于是大汗大热，在胃中一番替换，而水竭躁烦，以及谵语，所必然也。然苟津液素短之人，渐至声哕躁扰，危症叠见，岂容十余日之久乎？幸而余沥足以供暴残，脾实足以去腐秽，下利之机自动，而一身营卫之气自敛而悉力拒之，故振栗与自下利并见，而始得卜其欲解也。欲解维何？自下利而胃中之大热可除，战栗还而表分之邪汗得出耳。以上之义如此。下文十一句，理微意曲，原难见解。喻注自为得意，而终未窥毫末也。盖风寒未坏之病，曾未有汗利一时并见者。以人身止此气血，既下行为利，必不能外泄而为汗。既外泄为汗，则不能下泄而为利故也。今火熨病坏，虽其人脾家素实，秽腐当去，而里原易解，津液素足，大汗已出，而表原易解，所以十余日之前不解者，因火势搏结表里而不放之解耳。至火从中撤，表里始得各从其欲解之便，故一时汗利并见矣。然而并见者其变终有不能并见者其常也。盖利不能与汗争腰已①上，故腰以上得汗；汗不能与利争腰以下，故从腰以下不得汗也。欲小便不得者，汗夺于腰以上之外，利夺于腰以下之后，故前阴气虚而不能传送也。腰以上之气向表而上冲，故呕。反字，跟小便来言。其气下送之而不得，反从上冲也。欲失溲，又跟呕来，盖谓气从上冲，而膀胱之主宰不但不能传送，并且有不能防护之势矣。足下恶风，与上文呕字相对，盖汗维②解表，而腰以上之里尚有余邪，故呕。利维解内，而腰以下之表尚有余邪，故足下恶风。且知其兼恶寒也。何以知之，于后文足心必热知之。大便硬者，因大汗大热，而且从自下利之后也。夫大便硬之人，大概皆热多津少，故小便当数。而今反不数及多者，非病也。膀胱之气回，向之欲便不得。而今则能传送，盖多于所积也。大便已，头卓然而痛，足心必热。长沙自注云：足热为谷气下流，则知头痛为胃气上冲矣。盖阳明之经，起于头维，终于厉兑。大便已，而胃腑之结已通，得与经气相贯，谷气为解后之生气，故足热。胃气为病后之燥气，故头痛也。

二五条　太阳病，以火熏之，不得汗，其人必躁。到经不解，必圊血，名为火邪。

此言太阳病，以火劫火熨，无论大汗小汗，为害如彼。即

---

① 已：同"以"。
② 维：同"唯"。

约略熏之，虽不得汗，其为害亦复如此也。躁有三种，而寒逼微阳之躁不与焉。一则太阳伤于风寒，风欲外泄，寒持其表，欲汗不得汗也。一则阳明腑病，胃液既干，取资于肾，而肾气将作上蒸也。一则伤寒中风传经热邪，逼入少阴，真水为之欲沸也。此处之躁，火热闭邪，虽与寒持其表略异，而实与欲汗不得汗颇同。"到经"二字，非六经传到，单指太阳经尽而言。即本篇第三条六七日行其经亦之谓。以火熏，止伤太阳营阴，他经无圊血故也。夫少阴有桃花汤症，厥阴有乌梅丸症，俱主下利脓血。何谓他经无圊血耶？不知太阳之血浅而速，少厥二阴之血深而迟。辨在单血，与脓血之异耳。太阳营阴，发源于阳明胃腑，故伤则大便圊血，总统于少阴心主，故结则其人如狂。名为火邪，殆与本篇三十八条同而异者也。盖异则异于火之熏不熏，同实同于血自下，下者愈耳。然或血不自圊，能免如狂、发狂之变否？则桃核抵当之症，一半亦火熏以后之流祸耳。

二六条　微数之脉，慎不可灸。因火为邪，则为烦逆。追虚逐实血散脉中，火气虽微，内攻有力，焦骨伤筋，血难复也。

此认其微，而忘其数，故本欲以灸救微，而不知大有碍于数也。盖微，是真阳衰微。数，是血热。热者挟火，则易致耗竭。衰者乘火，则转致窜突，故烦而且逆也。追虚逐实，言意在追补其虚寒之阳气，而反趁逐其实热之阴血。于是虚者更虚，而实者亦虚，因气散脉外，故血散脉中也。观火气四句，世所谓艾火不伤人者，其信然耶。

二七条　烧针令其汗，针处被寒，核起而赤者，必发奔豚，气从少腹上冲心者，灸其核上各一壮，与桂枝加桂汤更加桂。

伤寒一书，注家俱不求甚解。至方氏《条辨》、喻氏《尚论》，始以聪明细心，各出意见以为阐发，亦可嘉矣。然于此等精微处，竟不求古人立言之旨，未免当日于心亦有歉然焉。盖以此条有五难解，一易解处，俱未经道破故也。一则，烧针令汗，何以他处不被寒而独在针处？二则，针处被寒，何以即便核起而赤？三则，烧针令汗，针处被寒核起，此在表也。何以知其里之必发奔豚？四则，何以核上用灸？五则，奔豚何以与两加桂汤？此难解也。至所加之桂，明明是肉桂，此易解也。乃俱囫囵注释，以致一条纯是法、纯是论之金科玉律，竟如荆山之璞①无人见识，为可哀也。夫烧针令汗，他处不被寒，而独在针处者，明开孔穴，既非毛窍之比，且针之周遭，挤开气血，故易被寒也。烧针之汗，阳驰于表，而针处以被寒之故，格拒阳气，故核起。赤者，寒气凝其所还之血而不流动也。因烧针之表症，而知其里之必发奔豚者，以人身胸分至少腹，即一太极。脐上为白为阳，脐下为黑为阴。尝于阴阳相须之中，有黑白不许相犯之界。以阴阳俱盛，则黑白饱满，两相排挤，而自贯其气于两梢。互相盘插，始成彼此环抱之妙。经所谓"左右者，阴阳之道路"②是也。是则两衰者，将为阴阳离脱，其病犹渐。偏衰者，即为黑白从乘，其病反顿。奔豚者，阳白之气虚馁，而阴黑之气从中道而上乘也。凡人遇针之烧之，未有不惊畏者。惊畏，则心中之阳气动而悸矣。且汗为心液，烧针令汗，则胸中之阳气阳液俱馁矣。加之针处被寒，知阳气之不能御寒于未被之先。核起而赤，知阳气之不能化寒于既被之后。奔豚之发，故可必耳。气从少腹上冲，犹言果发奔豚之谓。

二一

---

① 荆山之璞（pǔ 普）：出《晋书·景帝纪》。未经雕琢之璞玉。比喻无人认识的宝物。

② 左右者，阴阳之道路：语出《素问·阴阳应象大论》。

灸核上者，以火而散其寒也。与桂枝加桂汤更加桂者，填胸中之阳，使之饱满，所谓排挤其黑气以归本位，犹之主人返，而借房者当避去耳。盖肉桂气浮性温而味辛甘，浮以扶阳，温以益气，辛甘以助脾肺之元，诚上中二焦之专药。尊之为主，而以号召营血之桂枝汤全军听令，则桂枝汤又从肉桂扶阳益气之化，而且为之生阳液矣，与建中之义颇同。此长沙不传之妙也。后人或谓所加者即桂枝，不知凡药之性，皮从内裹，枝从外放，桂枝本汤之妙，全在不使桂枝长出芍药之外，以其透肌达表，能致亡阳之变者。即居麻黄之次，岂可加至三分之二倍，况当阳气虚微阴来突犯之候乎？喻氏解奔豚曰：状若突豕，以北方亥位属猪①。是其谓桂伐肾邪，兼泄阴气，浮泛。至谓加入桂枝汤中，外解风邪，则梦语矣。夫本文不曰被寒耶，诚如喻氏所言，则当加入麻黄汤中矣，岂不大可笑乎？嗟嗟，若嘉言者，尚不能寻长沙之所集，余何望哉。

桂枝加桂汤更加桂方

于桂枝汤内更加桂二两，共成五两，余依前法。

桂枝本汤及真武、小柴胡等汤方，其方后加减注释，确是仲景原文。至桂枝汤加味诸方，原书必然细开药味分两，当是叔和或林、成诸人潦草省笔耳。盖桂枝之不可多服，前注已见。夫本方明载桂枝三两，今曰共成五两，则所加者不似指桂枝耶。且曰余依前法，前法者何？歠热粥以助药力也，通身絷絷有汗也。试问此症而可令其有汗乎？可令歠热粥以助汗乎？吾恐阴盛者，则昏厥欲死。阳虚者，则真武莫救矣。故曰此后人潦草省笔，以致误也。当曰于桂枝汤内，加肉桂一两外，更加肉桂

---

① 状若突豕……亥位属猪：语本喻昌《尚论篇·太阳经上篇》。

一两为是。或问曰，然则桂枝加附子可乎？对曰：不可。桂性浮，附性沉，上下不同也。桂性缓，附性烈，王霸不同也。桂性滋，附性燥，干润不同也。且桂为丁火，从上以临下，有旭日消阴之象。附为丙火，从下以炎上，有锅底蒸湿之虞。此桂附不能相代也。

二八条　太阳病，当恶寒，发热，今自汗出，不恶寒发热，关上脉细数者，以医吐之故也。一二日吐之者，腹中饥，口不能食。三四日吐之者，不喜糜粥，欲食冷食，朝食暮吐。以医吐之所致，此为小逆。

此条是从症之逆处，看出用吐之误。而所看之法，其不同有如此也。太阳病至以医吐之七句，从脉症参错处看出。一二日至口不能食三句，从上下扭捏①处看出。三四日至欲食冷食三句，从喜畏互异处看出。朝食暮吐句，勿作就上文抽讲，却是从先后受辞处看出。真所谓纯是法、纯是论之妙文，乃习矣不察，无惑乎读论百年，而终不知其一法也。何谓脉症参错？盖恶寒发热，是太阳病之本相。今自汗出，不恶寒而单发热，俨似传入阳明之候。然阳明之脉，伤寒初候之浮紧，当变为二候之洪紧。中风初候之浮缓，当变为二候之洪缓。今脉见细数，且在关以上。夫细，为内收之象。数，为腑热之征。吐则内虚邪陷而表疏。故自汗，是应关上之细，非同阳明胃腑之热蒸也。又吐，则津液上涌而火动。故不恶寒而发热，是应关上之数，非同阳明肌肉之热郁也。知医吐之者，以此为纲也。以下，又跟"细数"二字而辨之耳。何为上下扭捏？夫饥者能食，常也。吐，则津伤火动，故腹中饥。火动，则逆其气，而胃无下运之

---

① 扭捏：牵强附会。

机，故不能食。此单重关上之数而言之也。何为喜畏互异？凡病热而且病干，喜冷亦喜湿矣。夫细脉兼滑，数脉为热。是以吐而聚其饮于上，故不喜糜粥之湿。以吐而提其火于上，故欲冷食，又从关上细数而兼言之也。何为先后受辞？夫朝为阳，于人为腑，暮为阴，于人为脏。今以吐而胃腑之阳气有余在上，故朝能食。脾脏之阴气不足在下，故至暮则吐。此又从关上之细数而倒言之也。凡此倘能辨其细数之偏多偏少，以栀豉诸汤安其脏腑，即可愈也，故曰小逆。"不恶寒，发热"五字，当作两句读。犹言不恶寒，而单发热也。读下文反不恶寒，不欲近衣，自见。喻注："吐中亦有发散之义，故不恶寒发热"①，是作一句读矣。误。此就太阳本经为病而言，非指传入阳明也。盖太阳一经，酒客禁桂枝，呕家禁建中，已露吐之为逆一班。盖传入阳明，首重津液，倘妄吐之，以伤其阴，轻则不能上供心液，而谵语神乱，重则或取肾阴，而躁扰欲死矣，岂至小逆云乎哉？喻氏之不细心，如此。

二九条　太阳病吐之，但太阳病当恶寒，今反不恶寒，不欲近衣，此为吐之内烦也。当与后四十六条参看。

"太阳病，吐之"五字作两句读。因太阳病亦有可以用吐者，故直揭之曰吐之。盖太阳一经，有皮毛、口鼻之两感。皮毛之感，初得之与里无涉，故宜汗而不宜吐。口鼻之感，初得之与表无涉，故宜吐而不宜汗也。此长沙于太阳病亦曰吐之也。然胸中之阳，与经气相贯，则虽始于胸中，而终能阻抑其经气，故必归恶寒。今反是，而热至不欲近衣，此因吐而津伤火动。津伤则内干，火动则内热。干热相搏则生烦，烦则生外热矣。

---

①　吐中……恶寒发热：语出喻昌《尚论篇·太阳经上篇》。

正之曰：此为吐之内烦，则当以栀豉等汤，治烦以消其热。不得以麻桂等汤，治热以益其烦也。此条言太阳病之不可吐者而吐之，有如此之惑人处。上条言太阳病之不当吐者而吐之，有如彼之添病处，何以知之？上条曰吐之过，又曰吐之所致，又曰小逆。此条则无是也。"太阳病，吐之"五字，旧作一句，并下文连读，使古人之文气不通矣。

三十条　太阳病，外症未解者，不可下，下之为逆，欲解外者，宜桂枝汤主之。

逆，谓结胸也。脉浮，头痛，发热，恶风，脊板，项强等，皆外症也。外症未解，而下之为逆。见后结胸条下注。

三一条　太阳病，先发汗不解，而复下之，脉浮者，不愈。浮为在外，而反下之，故令不愈。今脉浮，故知在外，当须解外则愈，宜桂枝汤主之。

既曰太阳病，发汗胡①不解也？夫桂枝汤下，原有服三剂之例，则药不胜病可知。太阳下早，便有结胸与痞等变。今下之，而胡为邪不内陷，脉尚浮也。盖因先发汗，则外邪势衰，故下之不为逆耳。此与下条俱言下后犹宜桂枝汤，此条从脉，下条从症也。

三二条　太阳病，下之，其气上冲者，可与桂枝汤，方用前法。若不上冲者，不可与之。

太阳误下后，原只两路：里气虚者，表邪内陷而成结胸；里气实者，则虽泄而犹能拒邪于外，太阳之表症如故也。此条，是二者夹空处一症。盖下之而气机已馁，邪气之势欲陷。幸而上冲者非别，盖所谓气也。反败为功，有复趋肌表之势，故仍

---

①　胡：何故。

用解肌之桂枝耳。若不上冲，则里已受邪。再与桂枝，是既下，以伤其阴津。复汗，以竭其阳液矣。故戒。至于方用前法，言不得因下后，而变其歠粥、微汗等之成法也。喻注：以桂枝加于前所误下药内，即桂枝大黄汤之互词①，是既误而再误矣。其奸雄欺人处不止于此，此尤背理之甚者也。愚谓得里未和，然后下之，正宜此等处耳。

三三条　太阳病，外症未除，而数下之，遂协热而利，利下硬不止，心下痞硬，表里不解者，桂枝人参汤主之。

协，与挟同，有依仗欺压之义。外邪未除而下之，则在下之内气底虚，而中上之内气下陷矣，在上之内气下陷，则中上之外邪内入矣。数下则数陷，数陷则数入，一似上焦依仗外邪之实热，欺压下焦之虚寒，而成吹嘘下走之势，故曰协热利也。心下痞硬，正表里不解之根。盖痞硬横连外症于上，故表热不解。痞硬直射热利于下，故里利不解。所以然者，皆因胃虚不能载还阳热以出表，胃寒不能提住阴气以固里，故使痞硬占据，不表不里，不上不下之间，而为表里上下迎送之害也。主桂枝人参汤者，以白术之燥，人参之温，干姜之热，交付于浮缓之甘草，而使之为君。不但取其守中宫也，浮以托住外陷，治挟热也。缓以留滞下泄，治利不止也。其用桂枝，与甘草相匹。而后煮之，以治心下之痞硬。妙哉，仲景之方。何思路之玄奥耶。盖心下痞硬，即伤卫之风邪内入而为之也。风邪犯卫，则平配芍药，从里一层之营分托出。风邪陷心下，则平配甘草，从下一层之胃中托上。先煮者，专任以取效也。麻黄、葛根等概可睹矣。后入者，依附以成功也。饴糖、猪胆等可睹矣。此

①　以桂枝……之互词：语本喻昌《尚论篇·太阳经上篇》。

仲景用桂枝之神髓也。喻注：凡用桂枝，即曰解表①。试问本经中篇第二十三条，汗多，而心悸欲按者，非桂枝甘草汤乎？岂得犹曰解表耶？见本方下注。

桂枝人参汤

桂枝四两，去皮　甘草四两，炙　白术三两　人参三两　干姜三两

以上五味，以水九升，先煮四味，取五升。入桂枝更煮，取三升。温服一升。日再服，夜一服。

三四条　太阳病，桂枝症，医反下之，利遂不止，脉促者，表未解也。喘而汗出者，葛根黄连黄芩汤主之。

此太阳经邪甚盛，阳明腑气充足之人，误下之变也。经邪不盛，则不从太阳之传例而用葛根。腑气不足，又当从阳明之正例而禁用葛根也。遂利不止，即上条协热之义。"脉促"二字是认病用方之关键。夫数而时一止，曰促。又曰如蹶之趋。是促为阳有余、阴不足之脉也。阳有余，而不欲受制于阴，故数。阴不足，而不能随其阳，故时一止。犹之强人挟弱人而趋，强人每欲前，弱人时欲蹶，故曰如蹶之趋也。知其表未解者，盖脉各从类。促为阳脉，与浮兼见，故知之也。喘者，胸中热而肺受伤，故出入之气艰涩。正太阳之表未解，表热，故其脉以数应也。汗出者，胃中虚而膈热陷，故水谷之气，蒸出正阳明之府。兼病阴虚，故其脉以时一止应也。主葛根芩连汤者，单谓连芩清心肺之膈热，葛根提胃腑之邪气，而以甘草和之者，犹其浅言之也。不知芩连之苦，甘草之甘，甘苦相济，则生津液。因误下而津液受伤，所以治其脉中之时一止，并治其症中

---

① 凡用桂枝，即曰解表：语本喻昌《尚论篇·太阳经上篇》。

之汗出也。葛根，轻浮疏泄。轻浮，则能提邪。疏泄，则能宣气。因气虽陷而表邪尚在，所以治其脉中之促，并治其症中之喘也。喻氏曰：未传阳明之经，先入于阳明之府①，实为此条要解。然不言其所入之路，不免使学者疑其飞渡矣。盖太阳阳明，犹之邻近州县，有交界接壤处，有道路相贯处。太阳管皮毛，而阳明即管皮毛内一层之肌肉，所谓交界接壤是也。阳明等经之隧道各出而外附于太阳之分部，所谓道路相贯者是也。夫过此历彼，道路固可通行，而傍水依山，接壤何非蹊径，此由浅而深，自外经而传内经之常，并无自外经之腑，而传内经之经之理也。然又有单病太阳，并不传阳明之经。而传阳明之府，为之受累者二焉。一则本篇十九条之水逆症是也。盖太阳中邪，经轻府重。经轻，故不从接壤道路等处，而传阳明之经。府重，故府热而膀胱之水口不清，遂使胃中之水源亦塞矣。一则此条及结胸等症是也。盖足太阳与手太阴同治皮毛之合，则肺部所辖之胸中，原为太阳阳气之公署，且正逼胃家之门户。故风寒之邪，长得依附太阳，胸中孤弱之气，以窥探胃家虚实。此西川阴平关隘，虽非受敌之大路，然卒不可轻去其戍卒也。下之，则戍卒去矣。故邪气得以袭入耳。学伤寒而不知此，则昧于传经及遗累之别。其不杀人者，亦侥幸焉而已。上条因数下，则虚寒已甚。故用桂参以峻补其阳。此条因脉促，故宜葛根芩连以生津而解热。虽同是下利不止，而实有天壤之别也。此条当入阳明为合。

葛根黄连黄芩汤

葛根半斤　甘草二两，炙　黄芩二两　黄连三两

---

①　未传阳明……阳明之府：语本喻昌《尚论篇·太阳经上篇》。

以上四味，水八升，先煮葛根，减二升，更入诸药。煮取二升，去滓。分二次温服。

三五条　太阳病，下之后，脉促，胸满者，桂枝去芍药汤主之。若微恶寒者，去芍药方中加附子汤主之。

脉促，见上条。胸满与前条痞硬有别。痞硬在心下，而满则在胸中，其位之高下不同也。痞因数下所陷之邪，从胃中无阳之化，其象凝结。且心下软肉可按，故曰硬。满，惟误下所陷之邪，秉表阳壮热之势，其象撑鼓。且胸间骨覆，难按，故但曰满。此虽因下而表邪内陷，幸其胃气尚能拒敌，胃不受邪，故无上条热蒸之汗，且无前条挟热之利也。然仅能拒邪于内，不能托邪还表，故使表邪插入半截于胸分，而成不进不退之势。主桂枝者，前因下，虚其里。而吸之内入。今仍汗，疏其表，而呼之外出耳。去芍药者，恐留滞桂枝发汗之性。且脉促者，阴虚。留芍药，则动经俞之营血故也。微恶寒者，阳虚也，故加附子。盖发表与温经，两行其事。犹少阴经篇中麻黄附子细辛之理也。

桂枝去芍药汤　于桂枝汤内去芍药，余依前法。

桂枝去芍药加附子汤　于桂枝汤方内去芍药。加附子一枚，炮，去皮，破八片，馀依前法。

三六条　太阳病，下之微喘者，表未解故也，桂枝加厚朴杏仁汤主之。喘家作桂枝汤，加厚朴杏子仁佳。

风寒外伤之喘，与虚劳内伤不同。内伤，多在呼气，以其内不能鼓。外伤，皆属吸气，以其外不易入故也。微喘，而知其表未解者。人知息道从口鼻出入，不知浑身毛窍，俱暗随呼吸之气以为鼓伏。表病，则毛窍阻而气机不能相引，故喘。伤风，惟营卫不和，故止鼻鸣。伤寒，则营卫凝闭，故皆发喘，可证也。然则伤寒宜喘，伤风似不宜喘矣。本条并无伤寒字样，且下文以桂枝汤为主治，则伤风可知。胡为而亦喘也？盖因胸中为太阳之公署，又与肺为表里。太阳伤风，表热，六七日不解，则胸中遗热，而肺气不清。是中风日久不解，亦能致喘者，一也。气之为用，惟畅于温暖，至若热则耗散，寒则凝结。下之则中下颇寒，气机至此，不能容易深入。是太阳中风下之而里寒致喘者，又一也。故用桂枝全汤，解表以解喘之外，另加杏仁之润以利肺，厚朴之温以下引，兼治其喘于内，又于汤意补上文之未及耳。喘家，当与风家、衄家、亡血家同解。俱指平日有宿病而言，不可略过。盖又推开上文而广言之也。喻注：此治风邪误下作喘之法①，极是。及谓寒邪误下作喘，当用麻黄石膏。偏甚，盖单属毛窍凝闭，肺金受伤，则得之矣。倘因下后，前症具而里寒，所谓气难深入者，吾恐照桂枝加厚朴之温，当进麻黄加姜附之热矣。石膏可任乎？此是结胸及痞症以前一种小逆，与本经中篇二十一二两条，麻杏石甘之喘不同，不得援此以为口实也。辨见后。

桂枝加厚朴杏仁汤 于桂枝汤方内加厚朴二两，杏仁五十枚。去皮尖，余依前法。

三七条 太阳病，下之，其脉促，不结胸者，此为欲解也。脉浮者，必结胸也。脉紧者，必咽痛。脉弦者，必两胁拘急。脉细数者，头痛未止。脉沉紧者，必欲呕。脉沉滑者，协热利。脉浮滑者，必下血。

太阳之邪在表，反下之，以伤其里，则表邪实，而里气虚。表实，既有欲陷之势。里虚，又有引入之机。故结于胸分，促

---

① 此治风邪误下作喘之法：语本喻昌《尚论篇·太阳经上篇》。

脉之数，为表热之应。其时一止，为虚里之应，故为结胸之脉。今不结胸者，是数，为经气之旺。而时一止，为病气之衰，故知其为作烦汗而解也。脉浮，非瞥瞥如羹上肥之浮，乃蔼蔼如车盖之浮。盖数脉多浮，浮而无力，尚在结与未结之间。若浮而有力，则未有不结者也。此句，跟"促"字来，犹言促而脉浮之谓。紧为闭固之象，缓之反也。紧从浮字来，则所结之邪，扼其上口，而不得宽展，故胸分以上之咽必痛。弦为搏击之象，濡之反也。浮带弦见，则所结之邪阻其阳气，而不得下行，故胸分以下之两胁必拘急。细者，阳虚之应。数者，热甚之应。细数，从浮而见。热邪犯虚阳于巅顶，故头痛未止，正虚者责之之义也。三句跟"浮"字来。紧为寒邪，沉紧为寒邪向里。但此条为太阳误下，邪气初入之始，其正气尚有未尽降服者，故知其拒格而必呕也。滑者，为湿为热之应。沉滑为湿热下奔，故协热利。此与脉紧句有别。盖欲呕，为邪方犯里，而协热作利。是里已受邪矣。二句又跟"细数"来。盖沉紧不带细数，则当腹中急痛。沉滑不带细数，则为冷利，而不得云协热矣。浮滑者，必下血。喻氏曰：阳邪正在营分扰动其血，故主下血①。愚谓浮滑汗解，今日下血，则以太阳日久不解卜之也。若初起浮滑，不在此例。此条喻注亦见精细。但解欲解，及欲呕之理，未妥。当分别观之。

三八条　太阳病不解，热结膀胱，其人如狂，血自下，下者愈。其外不解者，尚未可攻，当先解外。外解已，但少腹急结者，乃可攻之，宜桃核承气汤。

此条，为下二条注，皆肤浅背谬。总由未知结血之根由地

---

① 阳邪正在……故主下血：语本喻昌《尚论篇·太阳经上篇》。

方，故议病论方俱失矣。夫结血一症，人皆为太阳表热逼入营分，故营血伤而致结。不知人身有行血，有守血。行血，流走经道。守血，静镇脏腑。譬彼水道，江湖与井泉，同源而异用者也。太阳经邪既盛，则膀胱之腑热亦深。膀胱与大肠逼近，而俱丽①于少腹。此东邻失火，遗祸四邻之道也。但膀胱多气，故惟结热。大肠多血，故致结血。及至小便利，而膀胱本腑之热已解，故成此症。若谓大肠营分之血热伤，则当发热为痈疽，郁为败浊，再无内入脏腑之理。即曰血结膀胱，亦是囫囵吞枣之语。夫血固在膀胱，何不将桃仁桂枝加入五苓猪苓等汤，使血从小便而下，反加入承气之内，从大便出，岂膀胱之血可以送致大肠耶？不通甚矣。如狂发狂者，又因周身之血，虽有行守之分，要皆暗有朝会贯通之气。心统诸血，败浊熏蒸真宰故也。血自下者，愈。气足以传送，而瘀去也。外不解者，未可攻，亦有结胸痞症之变也，宜桃核承气汤者。以病在大肠，故仿承气之例。用桃核、桂枝者，以桃仁逐血中之瘀，桂枝行血中之气，而以下行之药带入下焦，犹之行军，兵将为敌所畏服，故用之以资掩杀耳。喻注：热邪搏血，结于膀胱②，是改本文热结膀胱为血结膀胱矣，一误也。其解如狂，丢开血结，另生枝节，曰水得热邪沸腾，而上侮心火。夫太阳一经，除经盛衄血，腑盛结血二者方见狂症，余则无之。且本篇十九条，水逆一症，非水得热邪而沸腾乎？何曾见一狂字，二误也。至用桂枝谓分解外邪，正恐余邪不尽等语，则更穿凿之甚者也。夫桂枝用入桃仁承气中，以疏血中之气，犹之麻黄用入小青龙，桂

---

① 丽：附着；依附。

② 热邪搏血，结于膀胱：语本喻昌《尚论篇·太阳经上篇》。

枝用入五苓，即改发汗解肌之相，而成利水之功矣。且本文明明曰外解已，又何必再解其外耶？

桃仁承气汤

桃仁五十枚，去皮尖　桂枝二两，去皮　大黄四两　芒硝二两甘草二两，炙

以上五味，以水七升，煮。取二升半，去滓，入芒硝，更上火微沸，下火。先食。温服五合，日三服。当微利。

三九条　太阳病，六七日，表症仍在，脉微而沉，反不结胸，其人发狂者，以热在下焦，少腹当硬满，小便自利者，下血乃愈，所以然者，以太阳随经瘀热在里故也。抵当汤主之。

太阳表热，除传经外，其内入之症有二：一则从上而实结于胸者是也。一则从下而热结膀胱者是也。结于胸者，伤胃中之津。结于膀胱者，伤大肠之血。故俱以下为救例，而特斟酌于高抵气血之间，以为攻法耳。六七日，表症仍在，似宜从汗解矣。乃脉微而沉。微，为表邪不实。沉，为里邪既陷，则表症仍在。不过强弩之末，不当责其表矣。夫太阳本经之里，止此胸分膀胱两途。今胸既不结，而见发狂之症，则下焦之膀胱热极，而少腹中之大肠蓄血可知。硬满，比急结有加。发狂，比如狂有加。六七日，则为日又久。此桃仁承气汤之不足任也。小便利，益知硬满者，非水结，而为血结。故可放胆下之。以太阳十一字当作一句读。曰太阳，则与他经无涉。曰随经，又与传经不同。故知瘀热在里之里，单指膀胱而言也。主抵当汤者，两用吸血之虫。其性一飞一潜，直达瘀血之所，加以桃仁，破而动之。大黄，逐而下之。名曰抵当，抵敌其热，而当住其攻心之势云耳。喻氏以至当解。请问一百一十三方，何者为未当耶？

抵当汤

水蛭三十个，熬　虻虫三十个，熬，去翅足　桃仁二十枚，去皮尖

大黄三两，酒浸

以上四味，为末，以水九升，煮。取三升，去滓，温服一

升。不下，再服。

四十条　太阳病，身黄，脉沉结，少腹硬，小便不利者，

为无血也；小便自利，其人如狂者，血证谛也，抵当汤主之。

大热内结，身如橘子，黄从火化，固属蓄血之色。然亦有

水泛土浮，脾气失守之黄。热极似冷，其气反沉，血滞不行，

其机如结。此固热结血结之脉。然而沉，又为水之象。结，为

冷之征。水与冷搏，非寒湿之脉乎？邪火烧血，色败形结，少

腹硬满，非气非痰，此固血结日久之症。然岂无肺金有分布水

道之权，而传送于少腹，膀胱有闭塞前阴之火，而涓滴其下流？

则少腹之硬，未始非膀胱涨满所致也。故必验小便之利不利，

以绝其假处。其人之狂不狂，以决其真处，夫然后万举万当矣。

四一条　太阳病，小便不利者，以饮水多，必心下悸。小

便少者，必苦里急也。

膀胱，为太阳之腑。太阳受风寒之化热，多主小便不利。

利，则病经而不病腑可知。若饮水多，而小便不利，肺与胸中

因分布水气而真阳劳馁。且水气乘心下，故心下必悸。若饮水

多而小便少者，知其热邪闭塞，隐有欲便而便不得之意，与痢

家之后重同义故曰苦。喻氏注：热邪足以消水，直指为里症已

急①，谬甚。

四二条　大下之后，复发汗，小便不利者，亡津液故也，

---

①　热邪足以……里症已急：语本喻昌《尚论篇·太阳经上篇》。

勿治之，得小便利，必自愈。

四三条　凡病，若发汗，若吐，若下，若亡血、亡津液，阴阳自和者，必自愈。

阴阳自和，谓大小便通也。凡汗、吐、下而亡血、亡津液者，多致干枯而二便闭。今自利，则津液未亏可知，故必自愈，两条一意，上条言津液少者，宜静养以待其自还。此条言津液多者，勿喜攻而伤其见在。

四四条　太阳病，下之而不愈，因复发汗，以此表里俱虚，其人因致冒，冒家汗出自愈。所以然者，汗出表和故也。得里未和，然后下之。

喻氏解：冒，曰神识不清，似有物蒙蔽其外①，两语甚妙。夫下之，而里阴既亏，不能乍迎阳气而使之内伏。汗之，而表阳又虚，不能乍提阴气而使之外和，则躯壳忽如两层。是神识不清者，阴津不足滋神明之府也。似物蒙蔽者，阳气不能寻出入之路也。愚曾病此，觉恍惚中自视有散大之象。自汗出，则津液有以副之，而虚邪外越，故和而自愈也。然则不可用药以发其汗，独不可用生津之药以资其自汗乎。

四五条　太阳病未解，脉阴阳俱停，必先振栗，汗出而解。但阳脉微者，先汗出而解。但阴脉微者，下之而解。若欲下之，宜调胃承气汤。

此条当重看"太阳病"三字。夫阳强阴弱，太阳病之正脉也。今太阳既未解，则阳脉宜胜矣，乃阴阳俱停，是正阳虚于阴处。阳虚，故知其必先振栗而后汗出也。详本篇五条下，阳微解于汗，阴微解于下者。余则灌注，馁则吞陷，即阴阳从乘

---

① 冒……似有物蒙蔽其外：语本喻昌《尚论篇·太阳经上篇》。

之理也。但四句，乃泛论病机之解法，非指用药而言。犹云脉若如此，大概解必如彼。观下文若欲句便见。喻氏曰：阴阳两停，初无偏胜，可以解矣①。是将以三部九候，同麻缕丝絮之价乎。

四六条　太阳中风，下利呕逆，表解者乃可攻之。其人漐漐汗出，发作有时，头痛，心下痞硬，满引胁下痛，干呕短气，汗出不恶寒者，此表解里未和也，十枣汤主之。

此症，另是一条来路。故另立一门治法，非寻常太阳之比也。夫太阳之中风寒，有皮毛、口鼻之两途。已详本篇二十九条下。但皮毛之感多，论中发汗居十九。口鼻之感少，故方中吐剂仅十一。此条却是皮毛口鼻两感之症也。两感之症，无论或风或寒，解表则碍里，攻里则碍表，俱是死症。然而中风犹有生机者，以其不比寒邪之凝闭，坚持其表，必待麻黄大青龙而后解者也。不出解表之法。但于表解后，立此论与方者。见表不解，亦不治之死症也。不然，条中并不言误下，何得与结胸颇同。并不等传变，一起便见下利呕逆之内症。且何不待表之解尽，而急以峻药攻之耶？夫亦以两感之邪，至危之候，少露一线生机，不忍坐视其垂毙而已。风邪从口鼻而入，直捣阳明胃腑，胃中真气乱窜，阳从上越，故呕逆。阴从下奔，故下利也。风邪从皮毛而入，横被太阳分部，阴阳之气相乘，阴乘阳位，故恶寒。阳去入阴，故发热也。夫不解表而攻里，原有表邪内陷之变。然解表之药，全凭胃气。今下利呕逆，不但不能转输药力，为表作汗，且表药反能益其吐利，是表里无可攻之隙矣。倘因呕吐有发散之义，而表或自行汗解，此即可攻之

①　阴阳两停……可以解矣：语本喻昌《尚论篇·太阳经上篇》。

候矣，不得求全责备，以因循时日也。发作有时，则不发作之时，为卫阳之间复也。头痛，从上句生出，因有时发作则表未冰释也。胸中阳气虚，故痞。膈内痰饮积，故硬。夫传送痰饮者，阳气也。今阳气虚，而不能上传下送，且痰饮有旁溢于胁下之势，故满引而痛，干呕短气，即不能传送之故。阳虚之注脚也。言其人自汗出，热间退，虽有头痛之表症未除，只以痞硬等里症为重，便可握定汗出不恶寒二件，而攻其里也。主十枣汤者，另有妙义，非平常下药之例。盖此症起于下利呕逆，肠胃之宿食几净，所为害者，不过阳虚阴结。其一时外水内饮，总为风邪勾结，而不可解。其祸最烈，故以逐水至急之品，托于甘温之十枣。则唐虞恺悌①之时，正不妨于皋陶②之杀。以三物之干烈而驱湿，枣汤之滋润而复保脏腑之真阴也。喻注：邪结于胸，其位至高。此在心下及胁，其位卑。又曰：症在胸胁，而不在胃，故荡涤肠胃之陷胸无取③。混甚。论药之高卑，下药中惟十枣汤为最高。盖三者，俱至急之性，过嗓即发。而十枣汤，颇具留恋之意也。其次则陷胸汤，以甘遂葶苈之性固急，又趁硝黄下趋之势耳。其次才是承气，见承气汤下。论病之高卑，结胸与此症为最高。特其倒顺不同耳。盖结胸之根，在心肺上之夹空处。其头向胃，以其从外陷入也。故陷胸用急性药者，拔其根以为下也。此症之头，在心肺上之夹空处，其根在胃，以其从下冲上也。故十枣用性急药者，击其头以为下也。至于诸承气等汤症，大概俱在肠胃之间，则降胸一等矣。

---

① 唐虞恺悌：此指唐尧虞舜时期的平和社会。唐虞，唐尧与虞舜的并称。亦指尧与舜的时代。恺悌，和乐平易。

② 皋陶：虞舜时的司法官。

③ 邪结于胸……陷胸无取：语本喻昌《尚论篇·太阳经上篇》。

十枣汤

芫花熬　甘遂　大戟　大枣十枚，劈

以上三味，等分。各别捣为散。以水一升半，先煮大枣肥者十枚，取八合。去滓，内药末，强人服一钱匕，赢人服半钱，温服之。平旦服，若下少病不除者，明日更服。加半钱，得快下利后，糜粥自养。

或问曰：十枣汤，重芫花等三物耶？重十枣耶？以为重十枣，则十枣不能力驱痰饮。以为重三物，而何不以三物名汤乎？余曰，古人评曹操为治世之能臣。三物者，曹操也。惟有十枣之能治世，故三物得为能臣。否则，奸雄而已矣。此推锋陷阵之功，总归莲花幕①内耳。或又曰：是则取十枣者，以其甘而浮缓也，不识甘草胶饴可代乎？曰：不可。盖二物甘而腻，此则甘而爽。二物浮缓而柔，此则浮缓而断也。夫腻而柔者，可以守太平。而戡乱之才，不得不推爽断。以其得秋令而承金气，为肺与大肠之果，故也。且其初病，既曰呕逆。即其近症，犹然干呕。夫酒客不可与桂枝，呕家不可与建中，非谓甘草胶饴之能动呕耶？其缓急之相反，又其余事矣。

四七条　太阳病，二三日，不能卧，但欲起，心下必结，脉微弱者，此本有寒分也。反下之，若利止，必作结胸。未止者，四日复下之，此作协热利也。

此平日阴津有余、阳气不足之人，而病表邪之甚重者也。不卧，是睡不着。欲起，是欲坐起。两层，非一正一反也。卫气，行阴则寐，行阳则寤。今不能卧，是表邪甚盛，绊住卫阳，而不使内伏故也。表邪既盛，原有探入胸分之势，所恃拒邪于

---

①　莲花幕：犹幕府。

胸分，而不使之探入者，阳气也。阳气盛，则邪不能入于胸分，故起倒自如。今不倒而但欲起者，倒则微阳横射，而为邪所乘，起则微阳直竖，而犹与邪格，是起略胜于倒，故欲起也。表邪盛而不能卧，阳气虚而但欲起，则敌强主弱，贼临城下，故知心下必结。此长沙辨证穷工极巧矣。然脉若洪实，犹为未确，乃竟见微弱，是脉与症合。明明里气虚寒，伤风，则与桂枝加附；伤寒，则用麻黄附子扶阳以发表，始为合法，乃误于计日。以二三日之故，认为传变，而反下之，则弱将失机，残兵掣戍，幸而利止，虽同退守之下策，而贼已占我旧时关隘矣，故必作结胸。倘若未止，所恃太阴之脾气，以为招集。四日复下之，则关闸尽撤，有如凭高泻水，而成协热之利矣。然非阴液有余，此等症候，一经误下，便成直视、谵语之凶变。又何待其作结胸？又何待其再下乎？喻注以寒作痰，真不可解。

四八条　病发于阳，而反下之，热入因作结胸；病发于阴，而反下之，因作痞。所以成结胸者，以下之太早故也。

此从本篇第二条病有发热节来。发于阳者，宜桂枝汤。发于阴者，宜桂技加附子汤。俱宜以寒为正治。而反下之，阳病伤胸中之气，则表邪内陷，故成结胸。阴病伤胸中之阳，则里寒上冲，故成痞。阴病总禁下，阳病汗后可下，故不言阴病，而独揭阳病之下早也。喻注二症皆是下早，皆是热入，省文以见意也。是不知病发于阴者为阳虚也，始终忌下。病发于阳者，但忌先下后汗耳。

四九条　太阳病，脉浮而动数。浮则为风，数则为热，动则为痛，数则为虚。头痛，发热，微盗汗出，而反恶寒者，表未解也。医反下之，动数变迟，膈内拒痛，胃中空虚，客气动膈，短气躁烦，心中懊恼，阳气内陷，心下因硬，则为结胸，

大陷胸汤主之。若不结胸，但头汗出，余无汗，剂颈而还，小便不利，身必发黄也。

此是上条之注脚。上条只言下早则成结胸，此却言下早所以成结胸之故。浮、动、数三脉，当重看而字。盖脉从分诊，病从合断也。看下文断病处，自可知此句是当用桂枝汤解表之总案。浮为太阳脉之本相，维于紧缓处定风寒。单浮而即断为风者，以其兼见动数，则蔼蔼如车盖，正阳邪善行数变之象，故曰为风也。此句是四句之纲。数为热，动为痛，痛因在热，数从浮见，其痛在上，正下文头痛之张本①也。以上三句俱就形象至数之正面断，为虚句，又就脉之背面夹空处断也，盖浮者底虚，数者空窄，俱阴虚之义，故又曰为虚，正下文微盗汗出之张本也。四句，是以脉断症。头痛八字，是以症合脉。反字，跟汗出来，恶寒表未解，正见当与解表。解表与下法甚远，乃反下之，则早矣。动数变迟，不言浮者，则浮在而为浮迟可知。但当变为瞥瞥如羹上之肥，而非若前之蔼蔼如车盖耳。夫浮为表邪有余，迟为里气不足。以有余灌注不足，则表邪之未结于胸者先犯其膈，于是膈内不安，常有相拒之象而作痛。以表邪初入之势过锐，而膈内初败之气未降耳。胃中二句，正解拒痛之由。盖表邪之不能陷入者，以胸中有氤氲之真气充塞故也。而胸分之阳，根于胃中之阳。胃中之阳，又寄于胃中之阴。下之，则胃中之津液大亏，而阳随阴泄，阴阳俱空虚矣。胃中一空虚，而胸分之阳亦馁，于是外来之客气得入而冲动其膈，故拒痛也。短气者，阴阳下陷也。躁烦者，元阴下泄也。懊忱者，怅怅如有所失之象也。盖心阳心液起于胃肠胃液。胃中之

---

① 张本：指事先为事态的发展作好布置。此指文章的伏笔。

阴阳空虚，则心中忽若失其依附，故殊觉此不是，而彼亦不是也。二句，又从胃中空虚句生出。于是表阳之邪气从而内陷，心下之宿垢从而烧硬，而为结胸矣。下早之害如此。主大陷胸汤者，以邪从表而入于胸，从胸而注于胃，则所结虽在胸，表为邪之后路，胃为邪之前路，若表已解，再无从前路而转于表之理，乃胃中之前路，却又燥结不通，势不得不开胸中之后路，索性从胃之下口而出也，故以硝黄为主，然又恐硝黄之直性下行，而胸分至高之处，必有邪之殿后者，勾结痰饮，倘过此才发，宁不遗此后路一截乎？故少用逐水极急之甘遂，直从后路扫起，则一下自净耳。名曰陷胸，陷即纲目贼陷京城之义，以胸为君相所居之地。今为邪陷，犹云失陷京城，勤王之义旗也。以下又另接下之二句来，言幸而胸中阳气有余之人，其胸不结，终亦表气内伏，而无汗。里热有余，而小便不利，则热无从发越，必至身从火化而发黄。其早下之害尚如此。喻注，懊憹，为神明不安方寸之府①。此躁扰发狂，非懊憹也。

大陷胸汤

大黄六两，去皮　芒硝一升　甘遂一钱

以上三味，以水六升，先煮大黄，取二升。去滓，入芒硝。煮一二沸，内甘遂末。温服一升。得快利，止后服。

五十条　太阳病，重发汗而复下之，不大便五六日，舌上燥而渴，日晡所小有潮热，从心上至少腹硬满而痛，不可近者，大陷胸汤主之。

此以误药发汗，表不解而复下之，则虽先汗后下，而仍为逆也。夫不大便至痛不可近。明明因重汗而伤其津液，故成大

---

①　懊憹……方寸之府：语本喻昌《尚论篇·太阳经上篇》。

承气汤症，乃不用，而独取大陷胸者，以曾复下，并有"从心上"三字故也。复下，是结胸之根。从心上，是结胸之地，况陷胸之攻下，有承气之功，而承气之击高，无陷胸之力乎。复下而结胸，故知表不解也。重汗而不解太阳之表，故知其误药也。喻氏引阳明为辨，以为不似阳明大热，又阳明不似此大痛。夫阳明何尝无潮热？何尝无大痛？真自欺欺人之语。

五一条　结胸者，项亦强如柔痓状。下之则和，宜大陷胸丸。

项亦强七字，作一句读，否则，亦字无着落矣。痓病之项强于背，因太阳经道中津液枯涩，以牵绊为强也。结胸之项强于胸，因心肺夹空处邪气充塞，以撑鼓为强也。喻氏曰：借此以验胸邪十分紧逼耳。汤则恐其过而不留，丸则恐其滞而不化，故煮而连渣饮之。又曰：方中用硝、黄、甘遂，可谓峻矣，乃更加葶苈、杏仁以射肺邪，而上行其急，又加白蜜，留连润导，而下行其缓①，真善于论方者也。

大陷胸丸

大黄八两　葶苈半升　芒硝半升　杏仁半升，去皮尖熬

以上四味，内杏仁、芒硝，合研如脂，和散，取如弹丸一枚，别捣甘遂末一钱匕，白蜜二合，水二升，煮取一升，温顿服之。一宿乃下，如不下，更服，取下为效。禁如药法。

五二条　结胸症，其脉浮大者，不可下，下之则死。

凡脉浮者，里虚，大者，中芤，皆亡阴之象。况结胸之浮大，阳邪炽盛，有吸尽阴津之势。下之，则阴泄于下，而竭于内矣。其不速死，奚待乎？喻氏曰："是令其结而又结也，所以

①　借此以……而下行其缓：语本喻昌《尚论篇·太阳经上篇》。

主死"①。既非则字之神理，且何俟再结耶？

五三条　结胸症具，烦躁者亦死。

烦者，三四月间，日暎风干，天之燥热下施之象，胃液之将竭也。躁者，五六月间，础润阶潮，地之湿热上蒸之象，肾阴之欲去也。结胸症具，包前条②胃中空虚六句而言。烦躁，是上焦有无己之征求，而中下在悉索③之奔命，即上条死于亡阴之义，故曰亦死。

五四条　太阳病，医发汗，遂发热恶寒，因复下之，心下痞。表里俱虚，阴阳之气并竭，无阳则阴独，复加烧针，因胸烦，面色青黄，肤𥇛者，难治。今色微黄，手足温者，易愈。

发汗后，发热恶寒，明系阳虚之故。医见汗后不解，误为内实而下之，则寒者益寒，且乘阳气虚微，而阴有欲上之势，故心下痞。表虚于过汗而阳竭，里虚于误下而阴竭，则发热者将不热，而恶寒者将益甚矣。此时谓真阳几绝，而阴寒痞塞，希图烧针以回阳，不知外火不但不能助阳，而胸中因汗下两亡津液之故，徒益其燥烈而烦也。面色青黄，阴独之征。肤𥇛，与大青龙汤下肉𥇛同，无阳之候也，故难治。色黄，手足温，阳气尚能流布，故易愈。结胸与痞，俱是胸中真阳虚馁所致。真阳虚馁，故表邪内陷则为结胸。阴邪上犯则为虚痞。喻氏不察，而以风寒为分辨，谬矣。盖胸中阳虚之人，病中风者，仅有贼阴之痞塞。病伤寒者，偏多化热之结胸。岂止间有云乎哉？

或曰：阳症，下之早者，为结胸。阴症，下之早者，因成痞气。阳症者，即是表邪也。阴症者，即是阴邪也。表邪，即

①　是令其……所以主死：语出喻昌《尚论篇·太阳经上篇》。
②　前条：有用书楼本作"四十九条"。
③　悉索：尽其所有。

阳症。阴邪，即阴症也。表邪，是太阳、阳明、少阳三阳症之邪也。阴邪，是少阴、太阴、厥阴三阴症之邪也。

太阳经中篇

喻氏曰："凡寒伤营之症，列于此篇"①，误。辨详上篇之首，即欲分之。当曰：凡寒表风里者列此。

一条　太阳病，或已发热，或未发热，必恶寒，体重，呕逆，脉阴阳俱紧者，名曰伤寒。

恶寒，详已见。体重者，卫阳受病，而阴艍主令，故干无健用，而坤呈地象也。呕逆者，邪持皮毛之窍，且有内入下逼之势，正气不得外布，但争胸嗓上出之路耳。然亦即下文"喘"字之根蒂也。脉紧者，风劲冰坚，寒之象也。阴阳，当属关之前后而言，非指浮沉也。盖浮紧固太阳之病，而沉紧则非太阳之脉矣。此条重在"必"字。盖谓太阳初病，虽发热有迟早，必见如此之脉症，方曰伤寒。正见麻黄汤不可轻任之意。

二条　太阳病，头痛发热，身疼，腰痛，骨节疼痛，恶风，无汗而喘者，麻黄汤主之。

上条是言太阳初起之脉症，此条是言已成也。但伤寒有二：有风寒之伤，有阴寒之伤。阴寒虽毒，苟非阳气虚甚之人，不能容易中入，以其无疏洞之风邪为之前导也。盖阴寒不能犯卫气，中则索性直入三阴，以阴经与阴邪两相召耳，故太阳等阳经无单寒之伤。若单寒之伤，为三阴所独也。风寒之邪，纵元阳不亏者，一时失于防护，从皮毛袭入，于是充经满腑，风与寒互相纽结，而成本条诸症。此太阳等阳经，单有风寒之伤，

---

① 凡寒伤……列于此篇：语出喻昌《尚论篇·太阳经中篇》。

而三阴诸脏仅受之传变耳。是则太阳伤寒，未有不兼风者，故症则痛兼疼，躁兼烦，恶寒兼恶风。汤用麻黄，不废桂枝，从可识矣。但有风表、寒里、寒表、风里、风多、寒少、寒多、风少之不同，故除却桂枝汤之治风表寒里，其余大青龙、桂二越一、桂麻各半等汤，俱从桂麻合用，则俱为麻黄汤之变阵可知。何喻氏明于变阵而昧于本阵，竟将麻黄汤列为中篇，而云单寒伤营之药耶？无定处曰疼，故曰身。有着落曰痛，故曰腰。盖风伤卫而扰其营血，寒伤营而持①其卫气，风寒搏激，一则善行数变，故不可寻按而疼，一则凝闭沉着，故有所急切而痛也。喘者，毛窍既闭，如吸瓮中之气故也。主本汤者，以麻黄之发越为先锋，破寒以解表也。以桂枝之疏泄为中策，驱风以解肌也。以润利之杏仁为后应，清肺以平喘也。取甘草者犹之监军，重平稳之德，而悍将不敢纵性，盖早以防及亡阳之渐矣。

杨氏曰：上条是明言太阳，暗照少阴，此是专言太阳。语亦精细，故录之。

麻黄汤

麻黄三两，去节　桂枝二两，去皮　甘草一两，炙　杏仁七十枚，去皮尖

上四味，以水九升，先煮麻黄，减二升，去上沫，纳诸药，煮。取二升半，去滓，温服八合。复取微似汗，不须歠粥，余如桂枝汤法将息。

三条　伤寒一日，太阳受之，脉若静者，为不传；颇欲吐，若躁烦，脉数急着，为传也。伤寒二、三日，阳明、少阳症不见者，为不传。

---

① 持：原脱，据有用书楼本补。

静者，下文数急之反也。喻氏曰：脉静则邪在本经，且不能偏，故不传①。愚谓正可定七日六日之愈期矣。人身正气，从内而出，顺也。病邪从外而入，逆也。邪正相格于太阳、阳明之界，故胃中颇欲吐。太阳之邪，盛于经而满于腑，膀胱与肾为邻，热邪逼之，故躁。太阳腑气管胸分，与阳明胃腑接界。胃热，故烦。然太阳初起之躁烦，正日后结胸结血之根蒂也。脉必不静而数急，始为太阳欲传之候，所以分别少阴之烦躁也。夫欲吐、躁烦，脉数急，原有欲传之象，然亦有阳明、少阳之本气自旺，足以防御而不受者，则二日不见阳明，三日不见少阳。万勿计日而投葛根、柴胡等汤。自杀干城②之将，而致强寇于凭陵③也。

四条　伤寒二三日，心中悸而烦者，小建中汤主之。呕家不可与建中汤，以甜故也。

喻氏曰：阳气内虚而悸，阴津内虚而烦。将来邪与虚搏，必致危困，建立中气，则邪不易入。即入，亦足以御之也④。此注甚妥。方论见少阳。

小建中汤

桂枝三两，去皮　　甘草三两，炙　　大枣十二枚，劈　　芍药六两
生姜三两，切　　胶饴一升

上六味，以水七升，煮取三升，去滓，内胶饴。更上微火消解，温服一升，日三服。

五条　太阳伤寒者，加温针必惊也。

---

①　脉静则……故不传：语本喻昌《尚论篇·太阳经中篇》。
②　干城：盾牌和城墙。此喻防御功能。
③　凭陵：侵犯。此指被外邪侵犯。
④　阳气内虚……以御之也：语本喻昌《尚论篇·太阳经中篇》。

喻氏曰：针用火温，营血增热，引热邪内入，以逼神明，故致惊惶①。诚如喻解。但阳明胃腑为营血之源。惊针，何必单在太阳？太阳中风，亦扰营血。惊针，何必单在伤寒？不知言太阳，自不与阳明同。言伤寒，自不与中风同也。盖太阳伤寒，表气凝闭其热邪，既不能从微汗少泄，势必从里而满入胸分。胸分既热，加以温针，则神明畏怯，而热邪得以乘之，故惊。与阳明之经中风之症，各有自汗者殊也。故特揭之。

六条　脉浮，宜以汗解，用火灸之，邪无从出，因火而盛，病从腰以下必重而痹，名火逆也。

用火灸之，邪无从出者，外火灸于外，驱表邪入于内，而不得外出，因火而盛。腰以下重而痹者，阳邪盛于上，压阴邪于下，而不得上升，名曰火逆，言因火而逆表邪于内，又因火，而逆里邪于下也。喻氏谓外邪挟火上炎，必不下通阴分，故重而痹②。夫既是外火外邪，不下通于阴分，则腰以下当无病矣。何痹之有？

七条　脉浮者，病在表，可发汗，宜麻黄汤。脉浮而数者，可发汗，宜麻黄汤。

此为无汗者发也。何以知之？两曰可发汗，则知浮为无汗之浮。浮数为无汗之浮数也。浮不发汗。则将变为浮数。浮数不发汗，势必传经矣，故宜麻黄汤。不揭出风寒者，因腠理结实之风家亦有无汗而宜此汤者，故也。

八条　伤寒发汗解半日许，复烦，脉浮数者，可更发汗，宜桂枝汤。

---

① 针用火温……故致惊惶：语本喻昌《尚论篇·太阳经中篇》。
② 外邪挟火……故重而痹：语本喻昌《尚论篇·太阳经中篇》。

喻氏曰：汗解后，半日复烦，脉见浮数，明系汗家表疏，风邪复袭所致，即不可复用麻黄，宜改用桂枝解肌之法。一以邪重犯卫，一以营虚不能复任麻黄也①。此解极是。然又有太阳邪重，已有几分传入阳明，不用葛根，而单用麻黄汤发汗，于是太阳一时轻快而解，半日许则阳明之邪因太阳汗疏而空，复还出表，故脉症如此。用桂枝汤者，外藩已开，可以不必用前驱之麻黄矣。

九条　发汗已，脉浮数，烦渴者，五苓散主之。

此抽底平面之法。已见本经上篇二十条注。喻解，误。其云：两解表里，术用苍术②等语，则尤误之大者也。

一〇条　伤寒汗出而渴者，五苓散主之；不渴者，茯苓甘草汤主之。

伤寒百十三方，除桂枝、麻黄、小柴胡、承气等大方外，其余零星小方，人多不解。至五苓散及茯苓甘草汤二方，古今并无识者。惟喻氏以两解表里妄注五苓终是大误。不知二方俱为汗之余气而设者。盖人身之汗，聚阴津为材料，聚阳气为运用，然后送邪出表。桂麻二汤，号召阳气阴津之符檄③也。今风寒之邪已出，而欲汗不汗之余梢尚在，阳气余于胸而作渴，阴气余于胸而不渴。故立二方，以分布阴阳之形气者也。阳有余而作渴，用五苓，抽底平面之义已见。其阴有余而不渴者，不得不用淡渗之茯苓，平配疏泄之桂枝，而以辛温开畅之生姜为督率，则愈后岂有胃寒胃湿之虑乎？大概失用五苓，则善饮

---

① 汗解后……复任麻黄也：语本喻昌《尚论篇·太阳经中篇》。

② 两解表里，术用苍术：语本喻昌《尚论篇·太阳经中篇》。

③ 符檄：符：古代朝廷传达命令或征调兵将用的凭证。檄：官府用以征召或声讨的文书。此喻桂麻二汤的功效。

食而消瘦日甚，遂成竹叶石膏汤症。失用茯苓甘草，则不能饮食而痞满，遂成理中汤症。然烦汗解者，多五苓症。战汗解者，多茯苓甘草汤症又不可不知也。

茯苓甘草汤

茯苓二两　桂枝二两，去皮　生姜三两，切　甘草一两，炙

上四味，以水四升，煮取二升，去渣。分温三服。

一一条　脉浮紧者，法当身疼痛，宜以汗解之。假令尺中迟者，不可发汗。何以知之然？以营气不足，血少故也。

"然"字，当是衍文。喻氏谓必先建中，谬。愚谓宜当归四逆加附子为是。

一二条　脉浮数者，法当汗出而愈。若下之，身重、心悸者，不可发汗，当自汗出乃解。所以然者，尺中脉微，此里虚，须表里实，津液自和，便自汗出愈。

此结胸与痞，反面之变也。言脉浮数者，宜汗。若不发汗而下之，表邪内陷，本当结胸与痞，乃又有阴虚而阳无所附，尽浮于表之一变，故里无阳而身重心悸。此脉虽仍浮数，亦不可汗。汗之，则阴阳决离而死矣，惟当俟其自汗而解也。盖因尺中脉微，微为在里之阳虚不能鼓，且为下后之阴虚阳微，则在里之阴阳俱虚。与其里虚，而并亡其表，无宁借表而静养其里乎？观津液自和，自汗便愈。虽以不治治之，然亦可以知所治矣。喻氏曰：此亦先建中而后发汗之变法①。愚谓于建中颇是，而云后发汗则非。

一三条　咽喉干燥者，不可发汗。

喻氏曰：此戒发汗以夺阳明之津液也。咽喉干燥，平日津

---

①　此亦先建中而后发汗之变法：语本喻昌《尚论篇·太阳经中篇》。

液素亏可知，故不可发汗以重夺其津液①。此解颇是而漏。又引叔和之言，咽喉闭塞，不可发汗。发汗，则吐血，气欲绝，手足厥冷，欲得蜷卧，不能自温，谓是解发汗以夺少阴之血②，则大误矣。夫咽喉干燥，岂止阳明之津液亏耶？盖肾水充足灌溉胃中之谷食，然后能添后天之滋润，而阳明之津液始成。阳明之津液虽成，亦非便上咽喉。其水谷之精华上输于肺，肺得之而游溢其精气，故咽喉为之滋润耳。其驳成注处甚是。是则咽喉干燥，不止阳明胃腑，其太阴肺脏，少阴肾脏，俱在枯竭一边。即夺少阴之血在内，故曰漏也。至于叔和所谓咽喉闭塞一段，乃是三焦俱寒，肝木独张，肺金冷萎，经所谓横者是也。三焦俱寒，则阳气甚微。木张金痿，则隧道多阻。若以阳药发汗，则不特不能作汗，徒激肝火以凌肺金，故吐血，且耗其微阳，故见气绝厥冷等症，何得谓之夺少阴之血耶？然论中每以尺微者，即以发汗为戒，何等包括叔和此论，已是画蛇添足，嘉言引之，毋乃足上添足矣。

一四条　淋家，不可发汗，发汗则便血。

膀胱热则闭，闭则愈热。今已为热所闭，故淋。更发其汗，则津液夺其上，愈闭而愈热矣。便血，膀胱热极，移祸大肠，即上篇三、十、八三条，桃核抵当之症亦在内。喻氏单谓血从小便出，漏。

一五条　疮家，身虽疼痛，不可发汗，汗出则痉。

人身以营阴为软和，疮家之营阴，耗于脓血。发汗，则营阴更伤，即木干而强，土干而硬之意，故身张项强而痉。喻氏

---

① 此戒发汗……以重夺其津液：语本喻昌《尚论篇·太阳经中篇》。
② 咽喉闭塞……少阴之血：语本喻昌《尚论篇·太阳经中篇》。

谓外风袭人。误。

一六条　衄家，不可发汗，汗出必额上陷，脉紧急，目直视，不能眴，不得眠。

"额陷"二字，诸经并无此名，前人亦未究及，余抱疑久之。忽见老人眉目上撑，发际之皮肉沉滞而不随，始悟额陷之义。即华盖纹上，不能随眉目之张而上挈者是也。老人有之，少年则无，知巅顶之血枯所致，故板重而若贴于骨耳。脉之所以宽裕者，阴气之优游也。目之所以流动者，水德之荡漾也。不能眴，谓目不得合。不得眠，谓不得寐也。皆有阳无阴之象。言血热且虚，故浮妄而衄，衄则伤耗更多。且发其汗，则营血几尽，故见种种亡阴之症。多言头目者，以衄家伤上焦之血尤甚耳。

一七条　亡血家，不可发汗，发汗则寒栗而振。

分而言之，原有阴阳血气之殊。其实阳附于阴，气藏于血也。血亡，则早以阳随阴去，气逐血虚矣。汗之，则寒慄而振者，宜之。

一八条　汗家，重发汗，必恍惚心乱，小便已阴疼，与禹余粮丸。

喻氏曰：汗乃心液，平素多汗，而复发之，则心中之血伤，而心神恍惚[①]，极是。其谓小肠之腑血亦伤，而便已阴疼，则非。至其意会原方曰：生心血，通水道。夫"通水道"三字，则尤背理之甚者也。不知汗家，太阳之经气几尽，重发汗是强责其经气，且并以升提而虚及其腑矣。夫便已阴疼，宜重看"已"字，与热结之疼迥别，当是膀胱虚怯之疼。不与小肠干

①　汗乃心液……而心神恍惚：语本喻昌《尚论篇·太阳经中篇》。

涉。知此，则通水道一语可立辨其似是而非矣。且禹余粮，乃下焦重涩之药，即此一味，可以见收拾太阳，上浮外泄之气，使之复还其府。况汗后，强责小便，明明有禁，何得自欺以欺人耶？

一九条　发汗病不解，反恶寒者，虚故也，芍药甘草附子汤主之。发汗后恶寒者，虚故也。不恶寒，但恶热者，实也，当和胃气，与调胃承气汤。

此条当作两段，以两汤为界。中间发汗后二句，是承上起下之文，非复语也。然后段，是斟酌上文，勿平看为是。病不解，即头疼、发热之类，凡太阳之症皆是。反字，与不解有辨。不解，是如故。反，则恶寒有加也。言发汗而太阳病症不解如故者，阳微不能贾勇①，故去贼因循于门户也。反恶寒者，有加寒也。卫阳既虚，里阴出而摄政。即经所谓阳不足者，阴往乘之之义，故曰虚也。汤用芍药甘草附子者，以附子之补阳，从内而外达，所以助微阳，而去因循之贼，治不解之病也。以芍药之收阴，从外而内敛，所以由卫分，而退上乘之阴，治反恶寒也。然后以甘草调停于内外之间，亦小柴胡之意云尔。然惟汗后恶寒，才宜此汤，否则，但恶热者，又是太阳阳明自汗后胃实，故衬托外热以致不解，则与调胃承气，经所谓下之不为逆矣。

芍药附子甘草汤

芍药三两　甘草三两，炙　附子一枚，炮去皮，破八片

以上三味，用水五升，煮取一升五合，去渣。分温服。

二〇条　发汗后，身疼痛，脉沉迟者，桂枝加芍药生姜各

---

①　贾勇：卖力，此指发挥作用。

一两人参三两新加汤主之。

上条卫阳虚于表，而阴气往乘之症。此条为脏真之气虚于里，而邪气尚留之症。喻氏以阳气暴虚妄解，后人同声和之，殊堪喷饭①。夫阳气暴虚，症则必见恶寒，方则必用姜附。本文本汤，曾有是耶？经曰：沉为在里，迟为在脏，汗后身疼痛而脉沉迟，明明在里，在脏之真气益虚，不能送邪出表之故。主此方者，因桂枝本方原为号召阴阳之符檄，不观建中倍内敛之芍药、守中之胶饴，即不走营分，而内治胸中之烦悸者，以芍药下行之力，非胶饴不能托住故也。今单加芍药，则所加之参、姜，与原方之桂枝、甘草、生姜、大枣，其生津暖脏之力，一直引至下焦至阴之地矣。再看阳旦条中，芍药附子、芍药甘草二方，则知附子、甘草之走下，非芍药之力乎？其加芍药之意显然矣。或问曰：喻注言阳气虚，子言脏真之气虚，与言阳气有何分辨？答曰：阳气者，太极既分之半。真气者，无极未判之全也。然则，子何以知其非阳气虚而为阴阳之真气两虚耶？曰：姑不必论脉，且请论方。夫桂枝原方，桂姜辛温能生阳，芍药酸寒能生阴，今加芍药、姜、参者，是合补阴阳两气而封固于下焦阴分。故知其为脏真之气虚也。若果单是阳气暴虚，只消主四逆、理中等汤矣。喻氏谓桂枝不得与人参并用，又曰新加汤者，明非本方之旧法。又曰桂枝人参，革去理中之名，穿凿殊甚。夫圣人制方，常则用其相成，变则用其相恶，甚至相反之性亦可暂用，要皆各有奥理，乃有不就本条病理脉症中议方，又不从本方重轻多寡间讨论？一见桂枝，便曰解肌，一见人参，便云固表，不观同是马也，披甲以战，驾犁以耕，推

---

① 喷饭：形容事情可笑。

而至于引重致远，莫不各有驭法，而马之见用遂异。此等是眼前至理。愿与天下后世之读《伤寒论》者共明之，毋为固哉之喻叟所误。

桂枝加芍药生姜各一两人参三两新加汤。

名之曰新加汤者，长沙自序云：倘能寻予所集，则思过半矣。意者一百一十三方，为古人所遗，长沙采而集之，此特其创制者耶?

二一条　发汗后，不可更行桂枝汤。汗出而喘，无大热者，可与麻黄杏仁甘草石膏汤主之。发汗后，饮水多者必喘，以水灌之亦喘。

此当与本篇第八条"发汗解，半日复烦，脉浮数者，可更与桂枝汤"参看。盖谓发汗后，又有不可更行桂枝汤者，如此条是也。夫汗出，似自汗。无大热，似表尚未解，加之以喘，恐认为桂枝加厚朴杏仁汤，故以此汤正之。然其治，重在喘，不重在热。盖太阳伤寒，多有热逼胸分。肺与胸中为表里，则肺受热邪，常烊而弛。猝以凉水击之，则寒包其热，故肺叶拳紧而喘矣。用麻杏以利肺水，以治饮水、水灌之客寒。用石膏者，特取其治肺中之余热，且以汗后汗出，并镇麻黄之发越耳。喻注非，其曰已经一误，不可再误，尤谬。盖因错认更行之更字故也。夫条中明明自缀两项致喘之由，则其初用桂枝之发汗，并非误药可知矣。

麻黄杏仁甘草石膏汤

麻黄四两，去节　杏仁五十枚，去皮尖　甘草二两，炙　石膏半斤，碎绵裹

上四味，以水七升，先煮麻黄，减二升，去上沫。内诸药煮，取二升，去滓，温服一升。

二二条　下后，不可更行桂枝汤。若汗出而喘，无大热者，可与麻黄杏仁甘草石膏汤。

此当与上篇三十二条"太阳病下之，其气上冲者，可与桂枝汤"参看。盖谓下后，又有不可更行桂枝汤者，如此条是也。夫喘与气上冲胸，似同而实异。恐误认为桂枝加厚朴半夏症，故以此汤正之。下药多寒，是以与饮水、灌水同变也。喻注不得窾窍①，与上节同，非。

二三条　发汗过多，其人叉手自冒心，心下悸，欲得按者，桂枝甘草汤主之。

方氏《条辨》②谓汗多则伤血，血伤则心虚，故悸。《尚论》谓多汗则阳气伤，阳本受气于胸中，胸中阳气不足，故叉手冒心，不说到阴血上，方用桂枝甘草，亦未说到养血上。喻氏驳之，诚是。其谓本方固表缓中，则非也。盖桂枝辛温，辛温，故补阳气。妙在配合浮缓之甘草，浮则托之在上，缓则留之在中，所以正补心下之阳气。不复作汗者，以其撇去聚津液之枣姜也。不用芍药者，以胸中位高，恐其易去上焦耳。与固表缓中何涉？叉手冒心，是从外而相病形。心下悸欲按，是从内而测病情，两语一意也。

桂枝甘草汤

桂枝四两，去皮　甘草四两，炙

以上二味，以水二升，煮取一升。去滓，温服。

二四条　未持脉时，病人叉手自冒心。师因教试令咳而不咳者，此必两耳聋无闻也。所以然者，以重发汗，虚故如此。

---

① 窾窍：亦作"窽窍"。法则；诀窍。
② 方氏条辨：指明·方有执《伤寒论条辨》。

阳虚耳聋者，耳虽开窍于肾，而其所以司听之神，却在生肾水之肺金，以金主声也。此如家政操于长子，而家声犹其祖父之遗耳。肺与胸中为表里。胸中之阳，虚于过汗，则肺气馁而不能送之满部，故无所闻。与少阳耳聋不同者，因少阳之经脉，络于耳后，为邪所壅故也。当与前条同主桂甘汤，或加附子。

二五条　发汗后，其人脐下悸者，欲作奔豚，茯苓桂枝甘草大枣汤主之。

喻氏次①此条于前二条之后，妙。盖脐之阴气动悸，由于心下之阳气虚悸。正馁则吞啗②，余则灌注之义。发汗后，凡叉手自冒心，欲得按而耳聋等证，若失用桂甘汤，则脐下之阴气，将欲乘其空而上奔矣，故跳动而悸。主茯苓桂甘大枣汤者，桂甘之理已见，君茯苓者，凡阴气以水为依附，且脐下挟有余，以注胸中之不足。今以茯苓为主，而以桂枝佐之，是劈五苓利水之半，而渗泄其有余也。上以去其依附之水气，下以竭其膀胱之腑邪，则肾不能上奔，而亦不暇上奔矣。徐氏《伤寒方论》曰：大枣扶脾土以制水。煎用甘澜者，取其轻微，而不为肾阴之助也。③

茯苓桂枝甘草大枣汤

茯苓半斤　桂枝四两，去皮　甘草三两，炙　大枣十五枚，劈

上四味，以甘澜水一斗，先煮茯苓，减二升。内诸药，煮，取三升。去滓，温服一升，日三服。作甘澜水法：取水二斗，

---

①　次：排次。

②　啗：同"啖"。食；咬。

③　大枣扶脾土……之助也：语本清·徐氏（佚名）《伤寒方论·和剂》。

置大缸内，以杓扬之。水上有珠子五六千颗相逐，取用之。

二六条 发汗后，腹胀满者，厚朴生姜甘草半夏人参汤主之。

此与误下结胸及痞紧对。盖误下，则里气底虚，而表邪内陷。过汗，则胃阳中虚，而里阴上塞故也。喻氏谓脾胃气虚，阴气内动①，极是。谓津液搏结，则非。盖本方方意，以厚朴之苦温、生姜之辛温、人参之甘温，总凭甘草而引至于胃，所以温补胃肠也。加半夏者，降其阴气之上逆耳。至于以苦坚之、以辛散之，又其余事，何常有一毫驱津涤饮处？此喻氏论方，愚之所以不敢首肯者也。

厚朴生姜半夏人参汤

厚朴八两，去皮，炙　生姜八两，切　人参一两　炙甘二两　半夏半升，洗

上五味，以水一斗，煮取三升。去滓，温服一升，日三服。

二七条 伤寒汗出，解之后，胃中不和，心下痞硬，干噫食臭，胁下有水气，腹中雷鸣下利者，生姜泻心汤主之。

此条喻注笼统。携李徐氏《方论》，颇得其解。然终矻矻②说不出。总之"胃中不和"句当重看。与胃中空虚者有辨。空虚，是胃阳胃液一时大亏，有将尽之势。故外邪乘之，则为结胸；内阴乘之，则为动悸，为痞塞，为奔豚矣。不和，不过胃中真阳因汗少衰，而热邪余气，略有留连胃中者，似与胃阳有角胜③之象。夫胃中阳气不足以化阴，故心下痞硬。邪火力能以败物，故干噫食臭。胁下有水气者，真阳虚而不能运之也。

---

① 脾胃气虚，阴气内动：语本喻昌《尚论篇·卷之一太阳经中篇》。
② 矻矻：石坚貌。引申为坚阻貌；坚执貌。
③ 角胜：较量胜负。

腹中雷鸣下利者，邪正相搏，不但正不能胜邪，而分其水谷，抑且挟正而下泄矣。主本汤者，人参之温补，干姜之辛热，依托守中之甘草，以扶胃阳。芩连之苦寒，依托降敛之半夏，以清热邪之余气。半抑半扬，总统于辛散之生姜。盖辛以发舒阳气，散以通达水饮也。加大枣者，补津液也。亦补阳不敢忘阴之义云。或问曰：喻氏以中风、伤寒，分结胸与痞，子既非之，意者误下、过汗，似可以分结胸、痞症乎？答曰：亦不可分也。盖因误下，有结胸，亦有痞。过汗，但有痞，无结胸。误下者，伤中焦胃腑之阳。譬彼沟渎，两头有水，中间一空，则两相就①，以争此空处矣。过汗，伤上焦胸分之阳。譬彼太空，阳光气薄，则山川之云雾，上塞清虚矣。此条正过汗之痞也。

生姜泻心汤

生姜四两，切　甘草三两，炙　人参三两　干姜一两　黄芩三两 半夏半升　黄连一两　大枣十二枚，劈

上八味，以水一斗。煮取六升。去渣，再煎，取三升，温服一升，日三服。治胃而名泻心者，胃中不和，其邪火积饮，能上干胸分，而使偪②窄紧结也。

二八条　伤寒中风，医反下之，其人下利，日数十行，谷不化，腹中雷鸣。心下痞硬而满，干呕，心烦不得安。医见心下痞，谓病不尽，复下之。其痞益甚。此非结热，但以胃中虚，客气上逆，故使硬也。甘草泻心汤主之。

不当下而下，故曰反。下利数十行，谷不化，明系苦寒所伤，胃阳不能操关锁之权，并热谷之化也。腹中雷鸣，心下痞

---

①　就：靠近。
②　偪窄：狭窄。偪，同"逼"。

硬而满，又明系阴气上奔而痞塞也。夫阴气上奔，必携阴火凌上焦阳位。但凡阴气阴火，俱所不受。故阴气犯之，则为痞硬而满；阴火犯之，则为烦呕不得安也。且既病由于下，今复下之，则痞之益盛，宜矣。主本方者，用芩连之苦寒以降阴火，用姜半之辛温以排阴气，用大枣之滋润以滋其下利之津液。君甘草者，以其病在胃也。上条系表药所虚，是泄其胃中之真气，故用人参。此条系下药所虚，是寒其胃中之阳气，故易干姜。盖表药热，故只消即补以为温。下药寒，又只消即温以为补也。喻氏谓人参仁柔，无刚决之力，生姜气薄主散，恐领津液上升①，真求日于盘与烛②也。

甘草泻心汤

甘草四两　黄连一两　干姜三两　半夏半升，洗　黄芩三两
大枣十二枚，劈

上六味，以水一斗，煮。取六升，去渣，再煎，取三升。温服一升，日三服。

二九条　伤寒大下后，复发汗，心下痞，恶寒者，表未解也。不可攻痞，当先解表，表解乃可攻痞。解表宜桂枝汤，攻痞宜大黄黄连泻心汤。

此当细看"大下、复汗"四字，以察内脏病机出入深浅之法也。盖表病宜汗，今反大下，则内馁，而病机深入。心下之痞，已经种根。复发其汗，则心下空虚，其阴气阴火上奔而痞塞，宜矣。恶寒七字，当作一句，并不可攻痞二句，作一气读。盖谓误下后，发汗而表解，便可攻痞。然又有因表邪、因下而

---

①　人参仁柔……恐领津液上升：语本喻昌《尚论篇·太阳经中篇》。
②　求日于盘与烛：出苏轼《日喻》。指盲人误将太阳比着铜盘与蜡烛。此喻脱离实际，自以为是。

内陷，复以表药发汗，则所陷之邪，其余势，但仍出在表而未及解，故恶寒也。遽攻其痞，则出表之邪，将复入里，而益其痞矣。故不嫌发汗之后，再用桂枝解表也。用二黄泻心汤者，更有妙义，与生姜甘草半夏三泻心不同。盖泻心常法，俱以姜、半、芩、连为主。姜、半辛温，扶阳抑阴以开痞。芩、连苦寒，清火降热以润下也。今但用大黄、黄连者，一则痞症俱带虚假浮热，兹且两经发表。发表不远热，与所陷之余邪合成烦满之势。故不得不用苦以坚之、寒以降之耳。但用麻沸汤渍之者，屡经汗下，既不胜二黄之全力，且其虚浮热烦，俱属假象，只消轻轻用生鲜之气味，一推自下矣。

大黄黄连泻心汤

大黄二两　黄连一两

上二味，以麻沸汤渍二升，渍之须臾，绞去滓，分温再服。麻沸汤，滚而未透者，取其性生易下，不欲其久停胃中也。去滓而绞，则知为末矣。以其不煮而但渍，故也。

三〇条　脉浮而紧，而复下之，紧反入里，则作痞。按之自濡，但气痞耳。心下痞，按之濡，其脉关上浮者，大黄黄连泻心汤主之；心下痞，而复恶寒汗出者，附子泻心汤主之。

上条言误下复汗之痞，此条单就误下之痞言也。盖痞症有二：有从下而上之痞，有外入下上搏结之痞。从下而上者，有误下过汗之两途。误下则胃阳因寒药而下泄；过汗则胃阳遂辛药而外亡。汗下虽殊，其致胃中空虚则一。故里阴俱得乘之，而为客气之痞也。外入下上搏结之痞，单由于误下。盖中焦胃阳一虚，则外邪与下阴共争空处，而合成一家矣。前二十七条是由过汗而言下上之痞。二十八条虽有误下，却无外入，亦单言下上之痞。二十九条及本条汗下错乱，所谓外入、下上搏结之痞。凡从下而上之痞，其治法除芩连清浮热之外，只宜温补而降。但略涉外陷，而一半俟表解后，即当从陷胸承气之例，以攻为主，故单主二黄也。紧反入里，其里字，当指尺脉，否则与下文关上句有碍。曰关上浮，则知关已下不浮矣。夫关为胃腑中焦之应。关上，为上焦心胸之应。即脉浮者，必结胸之义。外解而恶寒汗出者，表虚也。故于大黄芩连攻痞之内，加附子以温经救表耳。三味渍，而内附子汁者，不欲生熟相混，使各行其事而已矣。

客有难①予者曰：喻氏以内外两解论五苓等方，子痛非之。今观议附子泻心，何更蹈其辙也？答曰：读古人书，要知古人之苦心。夫是痞，皆有浮热。是表虚，皆忌苦寒。此症又不可分治也。且后攻其痞，胃气如悬丝矣；后救其表，亡阳将立见矣。此势不可偏缓也。故不得已而用一箭射双雕之法。请观汤后注曰：渍之须臾，又曰：内附子汁。可以悟其千回百转，从权之至意矣。彼五苓者，曾有是耶？客始为欢服②。

附子泻心汤

大黄二两　黄连一两　黄芩一两　附子一枚泡去皮，破八片煮取汁

上四味，切三味，以麻沸汤二升，渍之须臾，绞去滓，内附子汁，分温再服。

三一条　伤寒五六日，呕而发热者，柴胡汤症具，而以他药下之，柴胡症仍在者，复与柴胡汤。此虽已下之，不为逆，必蒸蒸而振，却发热汗而解。若心下满而硬痛者，此为结胸也，大陷胸汤主之。但满而不痛者，此为痞，柴胡汤不中与也，宜

① 难：质问。
② 欢服：欢悦敬服。

半夏泻心汤。

此条是论太阳与少阳并病误下之治法，本文甚明。喻氏未达，而谓结胸有阳明少阳之兼症者，何目之盲也耶？盖谓伤寒呕而发热，明系太阳未罢。倘有口苦、咽干、目眩等之柴胡症，便可丢开太阳，只消服柴胡汤。连里解表，则少阳解，而太阳亦为之罢矣。以太阳只呕、热两症，而柴胡之症已具也，乃就五六日起见，而以他药下之，则误矣。误后之路有三，可按法治之：一则其人胃中之阴阳素壮，虽经误下，而守御之力犹在，于是表邪不得内陷而为结胸。客气亦不得动膈而为痞。但下药与太少二阳之邪无涉，故柴胡症仍在也，复与柴胡者，即上篇二十二条，太阳病下之，犹可与桂枝之例，虽下不为逆，正以柴胡症仍在，卜之耳。然究竟胃中之阳，略虚于误下，则其解于振汗可必也。若平素胃气不壮，太阳之邪从表内陷。少阳之邪从胁注胸，则满而硬痛，当主攻结胸之大陷胸矣。虚寒之阴气上郁，则满而不痛为痞。痞虽不与结胸同危，然不得再用柴胡，而宜半夏泻心矣。泻心之义，已见上条。独君半夏者，取其降浮抑阴之力也。或曰：太阳不从阳明假道，何得飞过少阳？今曰太少二阳并病，毋乃误乎？答曰：太阳所管之皮部，与阳明所管之肌肉紧紧相接，故太阳邪盛，由皮部而入肌肉者，常也。况阳明五经等之隧道，俱出而外附于太阳之表，其经气俱各相贯。太阳邪盛，又就各经之虚者，而并其经，一也。又太阳壮热，直逼阳明之肌肉，经道两皆不受。其胸分之邪，直侵阳明之腑，而腑又不受。于是从胃外而旁溢流于胁。胁为少阳之署，而并其腑者也。此太少两经之并病，越过阳明之路又如此。

半夏泻心汤

半夏半升，_洗 黄芩三两 干姜三两 人参三两 黄连一两 大枣十二枚，_劈 甘草三两，_炙

上七味，以水一斗，煮取六升，去滓，再煮，取三升，温服一升，日三服。

三二条 本以下之，故心下痞，与泻心汤。痞不解，其人渴而口燥烦，小便不利者，五苓散主之。

痞者上虚下实，故以下侵上。泻心者，益上以排其下也。益上排下而不解，则渴而燥烦。小便不利，为水气上逆致痞。不若泄下以宽其上矣，何则？阴气可排而下，使安其位，而水为有形之物，其上逆之气，即使因排而暂下，而气之出于水者，片时仍复如故也，故主五苓。

三三条 伤寒服汤药，下利不止，心下痞硬，服泻心汤已，复以他药下之，利不止，医以理中与之，利益甚。理中者，理中焦，此利在下焦，赤石脂禹余粮汤主之。复利不止者，当利其小便。

汤字，当是他字之误。以汤他二音相似致讹，未可知也。盖论中他药，多是利剂，并无以汤药言下者。况读下文，复以他药字句，则前此所服者可知矣。已字，当另作一句。服泻心而利止痞减之谓。盖泻心之姜半，其辛温可以开痞，亦能止利故也。倘以其痞不尽，复以他药下之，则利不止，宜矣。理中原非误药。但提其中者，愈挈其下，故利益甚，亦丰此涩彼之理也。主赤石脂、禹余粮汤者，非取涩以固脱也。止因中上二焦之阳位，不宜于阴气，故心下痞塞而硬。下焦之主人纵进于上国，故下焦利不止，是下焦之关锁无主。所患者不在下脱，而在上浮也，故于温滑重坠之品，有取焉？盖温以聚气，滑以渗湿，重坠之义。欲从上中二焦，押还下焦之气，以奠安其地极耳。倘再不止，又因频用下药，推荡性急，不容分别水谷，而水谷并出之机，已成熟路耳。利小便者，水由故道，而后土维宁，禹疏九河之作用也。喻注脂、粮固下焦之脱①，请问下脱者，可用重坠之药固之乎？

赤石脂禹余粮汤

赤石脂一斤，碎　禹余粮一斤，碎

以上二味，用水六升，煮取二升，去滓，三服。

三四条　伤寒发热，汗出不解，心下痞硬，呕吐而下利者，大柴胡汤主之。

此条阳明少阳之并病也。不曰发汗，而曰汗出，明系热邪深入胃腑，蒸出津液之汗，则其发热不解，又何疑也？夫惟热邪深入胃腑，故在胃之中则呕吐，胃之上则痞硬，胃之下则泻利，皆热邪奔迫上下四旁之所致也，故宜攻下。然不用调胃承气，而独任大柴胡，盖由呕吐一症，止见于太少二阳。今既伤寒，又曰汗出，则知伤寒非太阳之伤寒，而呕吐为少阳之呕吐矣。故用姜、半、芩、芍扶胃阳以抑邪热，枳以消痞，枣以生津，然后使轻芳之柴胡策外，沉雄之大黄靖内。一切姜半芩芍枳枣，如文武之士，各赞其主。以成解散之功矣。

大柴胡汤

柴胡半斤　黄芩三两　芍药三两　半夏半斤，洗　生姜五两，切
枳实四枚，炙　大枣十二枚，劈　大黄二两

上八味，以水一斗二升，煮取六升，去滓，再煎，取三升。温服一升。日三服。

---

① 脂、粮固下焦之脱：语本喻昌《尚论篇·太阳经中篇》。

三五条　伤寒发汗，若吐，若下，解后，心下痞硬，噫气不除者，旋覆代赭石汤主之。

人身上焦之阳，极贵充足，则是晴明太虚，万里无碍。一切山泽江海阴霾之气，伏藏而不敢外露，以太阳照临之威，下逼之也。倘阳光失德，则江海吐气，山泽呈云，郁乎满空者，痞之象也。今上焦之阳，汗则虚于外驰，吐则虚于上涌，下则虚于下泄，皆能招致下焦之阴逐渐上升，故心下痞硬而噫气。参、姜、甘、半、大枣，其辛甘而温之功用，已见三泻心下。旋覆之咸温下引，代赭之苦寒镇坠，即石脂、禹余粮押还下焦之气之意也。喻注伏饮为逆，兼散余邪①，真梦语耳。

旋覆代赭石汤

旋覆花三两　人参二两　生姜五两，切　半夏半升，洗　代赭石一两　大枣十二枚　甘草三两，炙

以上七味，以水一斗，煮取六升，去滓，再煎，取三升，温服一升，日三服。

三六条　病胁下素有痞，连在脐傍，痛引少腹，入阴筋者，此名脏结，死。脏结无阳症，不往来寒热，其人反静，舌上苔滑者，不可攻也。

胁下之痞，连在脐傍，平素脏中之他病也。因伤寒而痛引少腹、入阴筋者，以脏中阳气虚微，故病阴寒之痞。一伤寒邪，则不俟邪气之传，而寒与寒召，一路招出至阴之脏。一若其脏，喜而甘于受结者，故曰脏结。痛则寒极凝闭之征。夫阴寒中伤，非攻不解。今阳气虚极，不可攻，固死，攻之亦死，故直揭之曰死。下文五句，正是解所以死处。不往来三句，又是无阳症

①　伏饮为逆，兼散余邪：语本喻昌《尚论篇·太阳经中篇》。

之注脚。盖谓脏结何以必死？因伤寒非攻不解，非阳症又不可攻。今脏结之人，不特无纯阳之表症，即求一往来寒热之热，而亦不可得，一也；或表不热，而里阴略见烦躁，亦是一丝阳气之根，其人反静，二也；心胸为阳位，舌乃心苗，其苔滑而不糙，是君火之欲亡，心阳将息之兆。总有胎滑，乃是一点阴火，却被寒邪逼上，非关阳热，三也。具此三不可攻，故主死。然则不俟痛引少腹，入阴筋，而早治其痞，不使良工有无可如何之叹，诚仲景之致意也。喻氏乃曰：丹田有热，又曰症不在六经之表里，而在上下之两头。穿凿已经不堪。至调其阴阳，苔滑退而后攻之①，竟改坏仲景死字。岂仲景之学问不如喻氏耶？抑亦原有生活之法，秘而不传，有心以死字恐吓后人耶？狂悖极矣。

三七条　问曰：病有结胸，有脏结，其状何如？答曰：按之痛，寸脉浮，关脉沉，名曰结胸也。何谓脏结？答曰：如结胸状，饮食如故，时时下利，寸脉浮，关脉细小沉紧，名曰脏结。舌上白苔滑者，难治。

结胸之按则痛者，邪与饮搏，而为积聚之应。故脉见寸浮关沉。浮为胸分之阳虚，而邪横上焦。沉为胃分之阳虚，而饮伏中焦也。脏结之按则痛者，阴火与阴寒相搏，而为切责之应，故脉亦见寸浮关沉。浮为无根之阴火上升，沉为实在之阴寒中伏也。饮食如故者，一则以其无发热之阳症，故胃和；一则以其有浮假之阴火，故消谷。然究竟以中下二焦之真阳削弱欲尽，故时时下利也。关脉特加小细而紧。紧，固寒象。小细，则阴盛。非阴盛也，以阳虚故显其盛耳。夫舌胎为热，白胎为假热，

①　丹田有热……后攻之：语本喻昌《尚论篇·太阳经中篇》。

白苔而滑为假热而且属无阳也。温之不可，汗之不得，故难治。即上文死字之婉词耳。

三八条　伤寒六七日，结胸热实，脉沉紧，心下痛，按之石硬者，大陷胸汤主之。

此言伤寒不经误下，亦有自成结胸者。全论中凡六七日三字，连读俱跟上篇二三节来。言伤寒之表症发于阴，而六日愈，发于阳，而七日愈者。其六七日未愈以前亦有平日胸中之阳素馁，不必误下，而表邪自陷。至六七日表解，而结胸者。此但验其病脉症确，即当照误下之例，而主大陷胸汤。万勿执定未经误下而致疑也。验之之法有三：热实，一也。夫胸中为太阳之公署，而与胃口相接。胸中之热，移入胃中，故实。是确属结胸之病矣。脉沉紧，二也。沉为在里，紧者，急结之象。在里急结，是确属结胸之脉矣。心下痛，按之石硬者，三也。夫痛而硬者，与阳明之诸承气症颇同。惟心下痛而石硬者，则其位高，又确是结胸之症矣。拔其根以为下，大陷胸无疑也。本文并无误下字样，喻注添出，一误也；以沉紧言结胸之脉，而不言浮者，七日以上，表解于自愈，故浮去云。喻氏谓伤寒之脉沉紧，与中风阳邪结胸迥殊①，二误也。总以中风多结胸、伤寒多痞，二语横于意中耳。

三九条　小结胸病，正在心下，按之则痛，脉浮滑者，小陷胸汤主之。

症见心下结，按之痛，及脉见浮，俱与结胸同，所以谓小结胸者，特以脉浮滑，且按之则痛。可见不按则不痛。即按之，不必结胸之石硬为异耳。盖滑者，湿之象。不过因胸中之客热，

① 伤寒之……结胸迥殊：语本喻昌《尚论篇·太阳经中篇》。

熏蒸于心肺之间，以致津液剥落而成痰，故滑。痰热相搏，脉见浮滑，与结胸之宿粪坚于胃，积饮荡于胸，偕陷入之表邪。据此按彼，而擅凭高鼓塞之势者，有间矣。故只用泻肺热之栝蒌为主，降心火之黄连为佐，更用伏阳邪之半夏，以下其上结，则脉之浮退，而滑亦去。症之痛止，而结自开矣。病颇与结胸同，仅因结热，故曰小陷胸也。

小陷胸汤

黄连一两　半夏半升　栝蒌实大者一枚

以上三味，以水六升，先煮栝蒌，取三升，去滓，内诸药，煮取二升，去滓，分温服七合，作三服。

四〇条　伤寒十余日，热结在里，复往来寒热者，与大柴胡汤。但结胸无大热者，此为水结在胸胁也，但头微汗出者，大陷胸汤主之。

此条当作两段。前段是阳明少阳之兼症，后段却是太阳本经之症，但都是太阳之表症已罢者也。结热在里，前条所谓胸中之热移于胃中，及太阳传入阳明之经，而热入其腑者皆是。今复往来寒热，则太阳已罢，少阳兼见，而独病阳明之腑，并少阳之经也。夫太阳已罢，不得从汗例矣。少阳兼见，又不得从下例矣。三阳或两阳并病，凡涉少阳一二症，即当以少阳为主。因三阳表例，以从内托出为顺也，故主大柴胡汤。而阳明腑邪，只消以大黄顺带去之耳。无大热，单就里言。喻注表里之邪不炽①，误盖谓若但胸间结急，而不十分烦渴，则是胸中膻中之真阳不能分布水气，故水积而结在胸胁间也。头汗微出，明系水饮泛溢，抬高阳气，而无展舒之地，故浮而为头汗也。

---

① 表里之邪不炽：语本喻昌《尚论篇·太阳经中篇》。

逐水之大陷胸，其可缓乎？

四一条 **伤寒六七日，发热微恶寒，肢节烦疼，微呕，心下支结，外症未去者，柴胡桂枝汤主之。**

徐氏《方论》云：心下支结。喻谓邪结心下之偏旁①，诚不易之论。六七日，胸胁间忽有此欲结之意，明是太阳之邪将传少阳，特留连于太阳而未罢耳。盖发热、肢节烦疼、恶寒及呕，俱太阳症也。然恶寒微，而呕亦微，其在外者有向里之意，特陷入者尚恋在表，而不全入，故仅支结。是则虽支结，决无舍表症而用大小陷胸以治结之理，故合桂柴以治表也。然实以小柴胡和解为主，观其分两之多寡，而方意显然矣。然此，即太阳略见少阳一症，而以少阳为治之意，全不理支结者，邪之源清，而偏旁小结，自无不瓦解冰释矣。此论井井，高出喻上。但谓"将传少阳"，"全不理支结者"二语，略有小疵。盖本文全讲太阳，并无少阳一症，虽呕属太少同见，然在发热恶寒、肢节烦疼之后，则其为太阳之呕可知。何所见而谓将传少阳，且云见少阳一症耶？不知此处小柴胡汤，不是少阳本治，特借来以治少阳之支结耳。盖心下之真气不虚，则并支结亦不入，故用温补之人参。既有支结，则阳邪阴湿为饮，已种根于心下。故用清热之黄芩，散湿之半夏，君芬芳上达之柴胡者，因表邪虽未传入，而莫遏之势已成，故用返风送火之法，使支结之邪复出于表，而桂枝得效表解之力耳。何谓不理支结耶？少阳用小柴胡汤之本意。另见专方下。

柴胡桂枝汤

桂枝一两半，去皮　黄芩一两五钱　人参一两五钱　甘草一两，

---

① 邪结心下之偏旁：语本喻昌《尚论篇·太阳经中篇》。

炙　半夏二合半，洗　芍药一两五钱　大枣六枚，劈　生姜一两半，切
柴胡四两

以上九味，以水七升煮，取三升，去滓，温服。

四二条　伤寒八九日，下之，胸满烦惊，小便不利，谵语，一身尽重，不可转侧者，柴胡加龙骨牡蛎汤主之。

此条之症，头绪既繁；此症之方，药品亦众。故诸家之论症议方者，并无片段。纵有一二说着处，亦止瑜瑕并见。要非仲景之所首肯者也。愚谓此平日心阳胃液两亏之人，误下之变也。盖人身之阳气，以心阳为主。心阳乱，则诸阳皆不用命矣。人身之阴液，以胃液为主。胃液干则诸液皆为告匮矣。然而心中之阳神，常依附于胃中之阴气，犹之百花，其香在心，实而由于蒂之滋息也。上篇十八条灯油之喻，愿与天下同志者两参之，然后可注此条之方论矣。八九日，跟上篇第三条再作经来。言伤寒七日以上不自愈，而八九日，则太阳之经邪甚重，已是再作阳明经之候。此时若照常例，当用葛根汤。即使其人胃液素短，当用当归四逆汤，斯为合法。乃反竟下，误矣。夫胃液原系短少，又经误下，则胃干而不能自顾，又何暇资奉心阳，而使之安妥耶？况心阳又系素虚，既无胃阴之暗育，而经表之邪因内虚而内陷，犹之云合风射，则其胸焉得不满，其心焉得不烦惊耶？此情此理，显而易见。譬之于灯，油干火暗之时。譬之于花，蒂萎香微之候。又值风吹扇扑，其不火熄香消者能几哉？因下文用方，全重此胸满潮惊四字，故不避委曲言之耳。小便不利，谵语，皆亡津液之故，详别见。一身尽重，不可转侧，所谓心阳乱而诸阳皆不用命，故独呈坤地之象。至本方者，十一味中，森然阵法，兵分三队，将统两军，旗鼓相当，与病情针锋逼对。神哉仲景、岐黄之尚父武侯也。所谓兵分三队者

何？姜、枣、人参为一队。病之源，起于胃中津液受伤，不补其阴津，则心阳终无依托，而烦惊日甚也。辛而聚津之生姜，甘而聚液之大枣，与温补生津液之人参为伍，则津液生，而治其烦惊之本也。龙、牡、丹铅为一队。病之魁，在于心中之阳神飘忽。不敛其阳神，则诸阳皆不可通，而身重如故也。龙骨为神气之依附，牡蛎为潜藏之招摄，而与色赤镇重之丹铅为伍，则神明住，而治其烦惊之标也。茯苓、半夏、桂枝为一队。夫病机相引，各以类应。胃阳虚者，客气必动于膈上。胃液虚者，外饮必聚于胸间。降气之半夏，渗湿之茯苓，与疏泄之桂枝为伍，去客气外水，而留真阴之地。虽是利小便，实则解谵语，而为治烦惊之备着也。然后以轻清之柴胡为前将军，凡表邪内陷而为胸满者，使之领出还表。以沉雄之大黄为后将军，凡胸满而移入于胃者，使之从下驱出。诸药用等分，取其势均力敌，彼此无牵制也。独倍柴胡者，专其内托之任也。减大黄于柴胡之半，而加于众药十之二，且后煮之者，既不欲其下行之性滞其外出，犹不欲以庞杂之累缓其急奔。且胃已受伤，其能胜大黄之全力乎？故只用其轻清之气味，而已足矣。是则，合之，则为生津敛神蠲饮救陷一汤；分之，则可剪成四道。真常山之蛇①也。诸说混杂可删。

柴胡加龙骨牡蛎汤

半夏三两，洗，一作二合　大枣六枚　柴胡四两　人参　龙骨煅
生姜　丹铅　桂枝去皮　牡蛎煅，各一两半　大黄二两　茯苓一两半

以上十一味，以水八升，煮取四升，内大黄，切如碁子大，

---

① 常山之蛇：形容活动灵活。出《孙子兵法》："故善用兵者，譬如率然。率然者，常山之蛇也。"常山蛇：传说中一种可以首尾相顾的蛇。

更煮一二沸，去滓，温服一升。

四三条 伤寒脉结代，心动悸者，炙甘草汤主之。一名复脉汤。脉按之来缓，而时一止复来者，名曰结。又脉来动而中止，更来小数，中有还者反动，名曰结阴也。脉来动而中止，不能自还，因而复动，名曰代阴也。得此脉者，必难治。

此段若明结代二脉，则方意自见，故当从后段倒解起。喻氏曰：后段本为结代下注脚①，诚是。但其所撰四言，于二脉终未解脱，故补之。盖自脉按至末为三小段。第一段是正言结脉。第二段是言结脉中有如此之变。第三段是正言代脉。其意以为脉之阴阳渊微之理，全在底面往来上看出。譬如其脉之来见缓。缓者，宽裕之貌。至数，则迟之减。体状，则濡之半也。上面之所以见宽裕者，以底面狭窄之故。譬之夹衣，惟里之短，故形其表长之义。是缓脉已见阴虚之一班②。所以桂枝之脉来缓，仲景谓之阳强阴弱，可证也。今于缓脉中更时常一止而复来，是底面虚甚，常有不能努芽之象。虽然复来，已如结线之透帛，故名之曰结。此就底面之不能发机③而言。又其脉之来，忽于一动中间，不能满部而中止，是底虚而不能送之满部，及按更来，此前略数之中，而其有还去者反有力而动。夫数为阳有余之脉，小数，是阴不足，而形其有余也。加之还去之脉反动，是阴虚已甚，而阳往从之，故曰结于阴也。此就里不能出，以致外易入而言。代脉，动而中止，与结脉同，不能自还，则有呼无吸。虽然复动，以他脏因之，故曰代阴。得此脉者难治，言脉复则生，不复则死也。伤寒之所恃而无恐者，惟阴阳两足

---

① 后段本为结代下注脚：语本喻昌《尚论篇·太阳经中篇》。
② 班：同"斑"。
③ 发机：施展生机。

而已。彼阳虚欲亡者固可虞，而阴虚欲竭者犹可患也。若伤寒脉结，而真阴欲亡，代脉，而一脏将绝，及心血虚而心阳有欲去之势，以致心跳动而悸。倘不相脉症，只顾伤寒，是速其亡阴而死也。计惟有峻补其阴津阳液，俟脉复而后治之，庶不致遗误耳。主炙甘草汤者，徐氏《方略》曰：以桂枝行阳之全汤，易芍药以参，是于扶阳中，加胶麦麻地以滋其燥。又恐不察，独培胃中湿土之意，故特揭其名曰炙甘草汤。滋润无偏阴之患，辛温无阳胜之虞，扶阳以长阴耳。去芍药者，不独虑其寒也，谓寒而酸者，与阴为伍。不若甘寒者，与阳为徒也①。此论亦见眼色，然非尽合本汤之意。夫结代之脉，阴液垂亡，阳将无附之候。所虑者，正在阳气逼从下，阴将乌有也。故言阴，则曰时一止，曰中止，曰不能自还。言阳，则曰小数，曰还者反动。岂暇扶阳育阳乎？况本方药品，胶、麦、麻、地，固所以补阴津。桂、姜、甘、草，亦所以补阳液也。伤寒胸中烦者，主小建中②汤，可证。加人参者，正合阴阳之津液而两补之也。去芍药加甘草者，两曰中止，则中焦之干尤甚。芍药下引，不如增甘草为守中耳。煎以清酒者，取其润以走血也。此方专主结代动悸之脉症，置伤寒为后图，亦治本为急务之意。后之聪明学问人，自能细辨。至于喻注：桂和营卫，酒助药力③，能不令仲景九原④叫屈耶？

---

①　以桂枝行阳……与阳为徒也：语本清·徐氏（佚名）《伤寒方论·和剂》。

②　中：原脱。据方名补。

③　桂和营卫，酒助药力：语本喻昌《尚论篇·太阳经中篇》。

④　九原：九泉。

炙甘草汤

甘草四两，炙　生姜三两　桂枝三两，去皮　人参二两　生地一斤　阿胶二两　麦冬半斤，去心　麻子仁半斤　大枣十二枚，劈

以上九味，以清酒七升，水八升，先煮八味，取三升，去滓，内胶烊消尽。温服一升，日三服。一名复脉汤。

四四条　伤寒，医下之，续得下利，清谷不止，身疼痛者，急当救里。后身疼痛，清便自调者，急当救表。救里宜四逆汤，救表宜桂枝汤。

下利清谷，里气甚寒。身疼痛，经邪甚重。言里寒者，虽邪重亦不得先发表。发表，则阴阳离绝而死。亦不得不急救里。不急救里，则邪盛内陷而成结胸也。后字，当另作一句。喻注中急后二字，细。

四逆汤

甘草二两，炙　干姜一两半　附子一枚，生用去皮，破八片

以上三味，咬咀，以水三升，煮取一升二合，去滓，分温再服。强人可用大附子一枚。干姜三两。

误下而清谷下利，胃中之阳气虚而不能杀谷也。故用姜附之辛热，借甘草引至于胃而温之耳。强人，谓少壮之人，可加姜附者，以阳气骤败，故可骤温。老弱者，津液不胜，恐致烦也。

四五条　伤寒下后，心烦腹满，卧起不安者，栀子厚朴汤主之。

按栀子五汤，方后俱缀得吐者止后服。愚谓此必叔和撰添。前贤不察，遂讹传致误耳，非仲景之原文也。盖以五症之不可用吐者，其辨有三。而五汤之不能致吐者，其验有二也。所谓不可用吐者何？夫栀子五汤，大概俱治烦之药。故本条曰心烦。

次条曰微烦。三条曰烦热，又曰虚烦。彼吐之内烦，又明明说出变处，岂有治烦而反用吐者乎？又下文三条曰：若呕者，栀姜豉汤主之。夫三尺之童，俱知姜为止呕之圣药。若是吐剂，因其呕而吐之，则高因丘陵，下因川泽，其理最顺。何必加生姜以止呕耶？又曰：凡用栀子汤，旧微溏者，不可与。夫发汗之剂，禁用于表虚。润之下剂，禁用于溏泻。宜吐之剂，禁用于善呕。各有针锋相对。若是吐剂，当曰：病人旧善呕者，不可与服矣。今禁在微溏，明明是降而润下之剂，与高者越之何涉乎？所谓不能致吐者何？余尝治一女，伤寒表解胃实，与大承气下之。烦而后作表热，余知为栀豉之理，减用成方之半。应剂而愈，特未尝吐耳。因思古人尝药，诸毒不避，后世得蒙其泽。况栀豉五汤，非毒药之比乎？遂于两月中，满剂遍服五汤，并无偶而一吐，但觉腹内微痛，及溏泻日许而已。故敢大胆谓汤后一语，非仲景之原文。属后人之蛇足也。不敢篡易者，以存其旧。以俟后人之功我罪我耳。至于本症本汤之意，解逐条注下。愿与海内高明者共商之。此条伤寒表解后应下而下之症，与不应下而误下、以致表邪内陷之结胸，里阴上乘之痞塞，不同。夫表邪既解，应下而下，则里邪亦解，安得尚有种种之症？不知阴阳出入之舛错，不必余邪为祟。而本气一时非得安妥，亦能加病也。盖伤寒一症，表解于汗，而阳津一伤。里解于下，而阴液再伤。表里之邪虽解，而本身阳热之气，独长于阴，而未获安妥，故洋洋有上郁外浮之势。上郁，则心烦如里症。然非结邪，是不得遵陷胸之攻例也。外浮，故身热如表症。然非表邪，是不得遵桂枝等之汗例也。正如被贼之家，贼去而家主犹是张惶，故为劝慰镇定之策，而立苦寒之栀子一汤，以为进退。诚欲苦以坚其外浮，寒以抑其上郁。且味深味重，阳中之阴，为心包之降药。知此，则本条合下二条，本方合下四方，俱可徐会其意旨矣。其意谓伤寒应下而下之后，又有一种似结胸而非结胸之心烦，似痞而非痞之腹满，以及似里症躁扰而非里症之起卧不安者，此非邪之为祟也。盖因阴虚而阳未安缉，故外浮上郁也。惟以苦寒降润之栀子为主，加以开痞之厚朴、泻气之枳实为夹辅，则气平阳伏，庶烦退满消，而卧亦安矣。夫心烦、腹满、卧起不安，由于阳气升浮之故，请问可复以吐药提之否？

栀子厚朴汤

栀子十四枚，劈　厚朴四两，姜炙　枳实四两，水浸去穰炒

以上三味，以水三升半，煮一升半，去滓，分二服。原本有"温进一服，得吐者，止后服"十字。今删之。

四六条　伤寒，以丸药大下之，身热不去，微烦者，栀子干姜汤主之。

此条误在丸药二字。夫应下之症，是有应下之药。汤则荡涤。其性，犹之红炉点雪①，轻云度月②，过而不留。丸则缠绵肠胃，经时不去，故所伤滋大。微烦，与前颇同，故仍用栀子以坚润浮阳。大下则肠胃必冷，故用干姜以温其虚寒也。

栀子干姜汤

栀子十四枚，劈　干姜二两

以上二味，以水三升半，煮取一升半，去滓，分三服。原方有"得吐者，止服后"，今删之。

---

①　红炉点雪：红炉上着一点雪，立即融化。表示过而不留，用以形容汤剂荡涤之性。

②　轻云度月：轻薄的云越过月亮。度，越过。表示过而不留，用以形容汤剂荡涤之性。

四七条　伤寒五六日，大下之后，身热不去，心中结痛者，未欲解也，栀子豉汤主之。发汗，若下之，而烦热，胸中窒者，栀子豉汤主之。发汗吐下后，虚烦不得眠，若剧者，必反复颠倒，心中懊侬者，栀子豉汤主之。若少气者，栀子甘草豉汤主之。若呕者，栀子生姜豉汤主之。凡用栀子汤，病人旧微溏者，不可与服之。

人身病机，只有从、乘、往、复四字。一部《伤寒论》，全是此理。人每习之而不察也。盖下虚，则上从下赶；上虚，则下从上赶。表里亦然。合之上下表里，每如呼吸，而动为一致。此从乘之理也。下极必反而上，上极必反而下。寒热亦然。要之上下寒热，每如昼夜，而满必相循，此往复之机也。论从乘之理，伤寒大下后，则里之下虚，而里之上气下赶，其在表之上气，入而内陷者常也。今身热不去，非表邪也。盖因在里之阳气，因下而下陷者，又从陷而反上浮，故心中结痛者，以上浮之阳气，出为表热而不解也。故以栀子之润下而降热，香豉之调中而下气，则气热既平，结痛与身热可俱去矣。汗下两伤津液，故烦。阴虚而阳动，故热。其窒虽较上条少减，而症颇同，故亦主之。汗吐下后，则津液更虚。津液更虚，则胃肠不能内伏而常行于表，故不得眠。剧字，指虚烦上说。反复、颠倒、懊侬，正是阴虚阳烦之极处。合论栀豉，固抑阳以治烦。单说香豉，且滋阴以治虚也，故亦主之。以下两段，俱从此段抽出。盖谓汗吐下而前症具，更少气者，润下之剂，未免虑其气陷，故以守中之甘草托住，则降虚阳而留中气，两不背矣。若汗吐下而前症具，更加呕者，是胸热胃寒相杂而上冲也，加辛温之生姜，则清火与温寒两得矣。病人，指前三条之症而言。微溏之人，总有前症，亦不可与。只恐顾上焦之浮阳，而忘中下之寒滑也。诸注错乱，令人视之亦发烦热。

栀子豉汤

栀子十四枚，劈　香豉四合，绵裹

以上二味，以水四升，先煮栀子，得二升半，内豉，煮取一升半，去滓，分为二服。原方有"温进一服，得吐者，止后服"，今删之。

栀子甘草豉汤

于栀子豉汤方内，加甘草二两，余依前法。原方有"得吐，止后服"，今删之。

栀子生姜豉汤

于栀子豉汤方内，加生姜五两，余依前法。原方有"得吐，止后服"，今删之。

四八条　下之后，复发汗，必振寒，脉微细。所以然者，以内外俱虚故也。

内外二字，单就阳气上言非指阴阳也。盖谓胃阳肾阳俱虚耳。玩①振寒、微细，自见。

四九条　下之后，复发汗，昼日烦躁不得眠，夜而安静，不呕，不渴，无表症，脉沉微，身无大热，干姜附子汤主之。

阴阳各有任事之时。昼日阳气任事，今虚微而不能任，有竭力不敷之象，故烦躁不得眠者，阳主动，今尽出而有欲亡之势，故此身但觉不得安眠也。夜则阴气任事，而微阳在伏藏之候，故安静。此固阳虚欲亡之见症，而不敢遽用姜附者，诚恐汗后重感，所谓发于阳之病者，近似。故必验其无呕渴之里症，并无外邪之表症，且脉果无阳之诊而沉微，热亦阳浮之热而不

---

① 玩：玩味。

大，脉症既确，则姜附之留阳气于将亡者，其可缓乎？

干姜附子汤

干姜一两，辛热　附子一枚，生用，去皮，破八片

以上二味，以水三升，煮取一升，去滓，顿服。

五〇条　伤寒若吐、若下后，心下逆满，气上冲胸，起则头眩，脉沉紧，发汗则动经，身为振振摇者，茯苓桂枝白术甘草汤主之。

此条合下条，俱系胸中膻中之阳，两经吐下而虚微之症也。胸中膻中之阳虚，故阴气上冲胸分，而心下逆满，且阴气重浊，不宜于上，故起则上旺而头眩也。又胸中膻中之阳虚，不能分布水气而下行，未免于中积饮，故心下满而脉见沉，且阳热微，而阴寒之形独露，故又见沉而紧也。较之痞症颇同。特以阳虚有上中下之异耳。然斟酌于姜半泻心之间，未始不可，乃无端而发其汗，汗以阳气为运用。今阳微而强责之，是动其经分之阳也，则振振摇也宜矣。主茯苓桂枝甘草白术汤者，涤饮之义，人所共识。不知四味皆辛甘温平之阳药，实于渗泻之中，寓长阳消阴之功用。祗谓因吐下之后，顾及中焦，犹余事耳。药止四味，拆之不能拆，合之不能合，光芒四射中，但觉一团太和之元气相聚耳。立方至此，聪明才辨，俱置之无用矣。

茯苓桂枝白术甘草汤

茯苓四两　桂枝三两　白术二两　甘草二两，炙

以上四味，以水六升，煮取二升，去滓，分温三服。

五一条　伤寒吐下后，发汗，虚烦，脉甚微，八九日，心下痞硬，胁下痛，气上冲咽喉，眩冒，经脉动惕者，久而成痿。

喻氏略曰："此即上条之症，而明其增重者，必致痿也"①。盖除虚烦为津液内亡之外，其曰脉甚微，较之沉紧为更甚。曰心下痞硬、胁下痛，较之逆满为更甚。曰气冲咽喉，较之冲胸为更甚，甚至过颈项而上冲头目，因而眩冒有加，则不但身为振摇，其颈项间，且阳虚而阴逼之矣。夫人身经脉，全赖阳气领阴津以为充养。今筋脉动惕，是阳气虚甚之故，即肉瞤筋惕之谓也。阳气虚甚，故津液亦结而不布，上盛下虚，其痿也宜矣。喻注颇得其解。但此与上条，俱言胸中膻中阳虚之症。胸中之阳虚，则下阴乘之，故痞及胁痛、气冲咽喉、眩冒、动惕等症见矣。膻中之阳虚，则干健②之治节软弱，故痿。日久者，气机废而不复贯也。喻注暇瑜并见，但以元气津液并讲，未免失轻重之次，故于全注中，节取而纂易之。如此。

五二条　伤寒有热，少腹满，应小便不利，今反利者，为有血也，当下之，不可余药，宜抵当丸。

伤寒有热，正结血结热之源。少腹满，而小便利，则所满者非小便，而为血可知。不可余药，恐牵制其攻血之性也。抵当之义，已见汤下。易汤为丸者，喻注曰：阴邪入阴，更为凝滞，恐以汤荡之而不尽，故以丸缓而攻之③。加水蛭者，以其具沉潜之性，其偏于击下焦之意益见矣。愚谓血症见如狂发狂者，是败浊之血气，熏蒸心主。其症与下焦并急，必当用汤，以飞扬之虻虫与水蛭均用也。若结血而未至于狂，则下焦之势独重，偏用水蛭之丸为的当矣。喻氏以此条有伤寒字样列此，误。盖中风伤寒，既不可分篇，而抵当丸，犹不可分伤寒中风

---

①　此即上条之症……必致痿也：语出喻昌《尚论篇·太阳经中篇》。
②　干健：犹刚健。
③　阴邪入阴……而攻之：语本喻昌《尚论篇·太阳经中篇》。

也。明者详之。

抵当丸

水蛭四十枚　虻虫二十五个　桃仁二十五个，去皮尖　大黄三两

以上四味，杵，分为四丸。以水一升，煮一丸，取七合服之。晬时当下血。若不下，更服。

五三条　伤寒八九日，风湿相搏，身体烦疼，不能自转侧，不呕不渴，脉浮虚而涩者，与桂枝附子汤主之。若其人大便硬，小便自利者，去桂枝加白术汤主之。

此条系阳气甚虚之人，而津液亦短，不能作汗，以至太阳经尽不解，非治风湿之正法也。盖人身惟阴阳充满，则风湿不能容于肌肉之分。即或犯之，其中阳气，能驾动阴津，则作汗而解矣。今伤寒至八九日，是过六七日自愈之期，而为经尽不解之病。其过，皆因阳气虚微，不能充塞，所以风湿得容于肌肉，且不能驾动阴津而驱从汗解，以至日久相为搏结。于是风以鼓湿，湿以滞风，身体烦热疼痛，且阳气主轻主动，虚甚故不能转侧，此不可攻其风湿，但当用桂附生阳，姜枣滋液，则辛以散风，温以去湿，一举而两得矣。但气上冲则呕，热内伏则渴，俱于附子有禁，今验其无此，且其脉，举之浮。浮为太阳病。按之虚涩。虚为阳气不鼓。涩为阴津不足，则桂附生阳，姜枣滋液，而两和于甘草，其待拟议乎？然风湿别无出路。细玩方意，其殆资自汗之剂耶！其人，指前症之人。大便硬、小便自利，即辨脉中，不能饮食，身体重，大便反硬，小便自利，所谓阴结者，是也。盖谓若前症既具，或大便硬，而小便自利，又是脏气偏于阴，而为阴结之人。寒燥其津液者也，则当于本汤去行液之桂枝，主以除湿之白术，则周身之湿去，而又不伤其津液矣。喻注无一语是处。

桂枝附子汤

桂枝四两，去皮　附子三枚，炮去皮，破八片　生姜三两，切　甘草三两，炙　大枣十二枚，劈

以上五味，以水六升，煮取二升，去滓，分温三服。

桂枝附子去桂枝加白术汤

于前方内去桂枝，加白术四两，余依前法。

五四条　风湿相搏，骨节烦疼掣痛，不得屈伸，近之则痛剧，汗出短气，小便不利，恶风不欲去衣，或身微肿者，甘草附子汤主之。

上条为阴阳两虚之症，此条单属阳虚。喻氏谓是前症之较重者，非。盖先以阳气虚微之人，而风湿得容于肉分。继又以风湿相搏，愈搏愈盛，于是风湿盖住虚阳，而虚阳扛抬风湿，故见种种之症也。单从里而补阳气，则风湿终无发越；单从表而攻风湿，则风湿一开，亡阳立见矣。不得已而立甘附一汤，以桂枝散风，白术燥湿，附子温补虚阳，使之内附。又恐诸药性猛，故以甘草少缓其急也。君桂枝而多于众药者，以风因居十之七，不特汗出风恶，为风之端症。而烦疼掣痛中，俱各有风之兼症耳。附子用至二枚者，半以补阳气之虚微，半以制桂枝之发越也。减白术于桂枝之半者，桂枝以微汗解风，白术即趁桂枝解湿矣，加甘草而首名之者。凡病攻之太急，恐致穷寇之变。况汗出短气者乎？此春秋兴讨贼之师，其在次于某地乎？至于去姜枣者，姜枣生津而宣发，津液不亏，则不必用。发汗可惧，又不敢用。四味药中，犬牙相制①，鱼贯相仍，花团锦簇之方也。

---

①　犬牙相制：指互相制约牵制。

甘草附子汤

甘草二两，炙 附子二枚，炮去皮，破八片 白术二两 桂枝四两，去皮

以上四味，以水六升，煮取三升，去滓，温服一升，日三服。初服得微汗，则解能食。汗出复烦者，服五合。恐一升多者，宜服六七合为妙。

五五条 伤寒发汗已，身目为黄，所以然者，以寒湿在里不解故也。以为不可下也，于寒湿中求之。

寒湿在里之里，喻氏谓在内之通称，所谓躯壳之内是也。又下条注曰：若泥里字。岂有邪在里，而反治其表之理哉？此说大误。夫阳邪之风，与湿相搏，多在表。上二条方意，俱是资其自汗。寒为阴邪，与湿相搏，多在里。故下条方意，只在解散热毒。况伤寒发汗而曰已，则岂尚有在表之寒湿耶？且彼云若治其表，而不知其从何所指。夫麻黄连翘赤小豆汤，其用麻黄之意，不过利肺、清心、温脾、解毒之中，助其舒散耳，并非表药也。要之里字，指脾肺膻中而言。盖伤寒发汗，表邪既已，而身目尽黄，不可认为在表也。以脾肺中素有湿气，因伤寒，而寒又入之，于是郁寒成热，而变为湿热，以致肺家不利，而失分布之职，膻中停滞，而失驿传之权。蒸出脾土之色，故也。"以为"二字，是仲景之创见。夫寒与湿，俱阴邪，而在里。于理宜下，而此独以不可下者，因下之，虽暂去其湿，而愈益其寒。寒在，而湿将仍复也。寒湿中者，寒湿之夹空，即下文瘀热是也。言治湿不忘治寒，治寒不可遗湿。且本寒标热，并不可相背。是"求之"之意也。

五六条 伤寒瘀热在里，身必发黄，麻黄连翘赤小豆汤主之。

瘀热，壅塞之义，污泥之象也。言寒湿久而变成湿热，如瘀泥之壅塞，蒸出色黄，其病根却在脾肺两脏及膻中一腑，故以宣畅之麻黄为先锋，而其赤小豆、连翘解湿热浸淫之毒。杏仁、梓皮利气而清肺热，枣、姜、甘草滋脾中之阳液，正所以去其湿也。赤小豆、连翘为心胞络之药，杏、麻、梓白为肺家之药，姜、枣、甘草为脾家之药，故曰里字，当指脾、肺、心胞络也。

麻黄连翘赤小豆汤

麻黄二两，去节　赤小豆一升　连翘䓖二两，连翘根也　杏仁四十个，去皮尖　大枣十二枚，劈　生梓白皮一升　生姜二两，切　甘草一两，炙

以上八味，以潦水一斗，先煮麻黄，再沸，去上沫，内诸药，煮取三升，分温三服，半日服尽。潦水，田间沟渎之水。取而储之者，以其既得土气，且取其易涸也。

五七条　伤寒七八日，身黄如橘子色，小便不利，腹微满者，茵陈蒿汤主之。

此与上二条之黄不同。喻氏连下条俱入寒湿，误。盖上条为因湿召寒，因寒化热，则湿中有真寒假热相错，故方药除连翘、梓皮苦寒以除假热之外，其余俱用甘温以治本寒。此条是太阳经尽不解，上而胸中，下而膀胱，俱为热邪所伤。故胸中不管分布，而膀胱热闭，是黄如橘子，为水泛土浮，火呈余色，则因热致湿，与因湿致寒而化热者何涉？故只消纯用苦寒之品，清热而湿自去矣。茵陈气重于味，阴中之阳，为肺与胸中之凉药。栀子味重于气，阴中之阴，为心胞之降药。大黄气味俱重，阴中之至阴，为膀胱之荡药。盖多服，而配芒硝，则从大肠直冲而下；少用，则从小肠旁渗，而屡经验过，非臆度之说也。

此条当与阳明篇"小便利者，不能发黄"参看。方后煎法服法，有注见本方下。

五八条　伤寒，身黄发热者，栀子柏皮汤主之。

此与以上三条，又另是一种发黄。不但于寒湿变成瘀热，因而发黄者不同，并与热闭膀胱、泛滥赤涩之水而发黄者亦异。盖伤寒而曰身黄发热，则发热非表邪，乃身黄之发热也。盖起初以太阳之经邪热甚，上入胸分，下入膀胱，于是胸分之热，移于心胞；膀胱之热，移于肾脏。末后经邪已解，而心胞与肾之客热各从其系，而总归于胃。所谓阳明中土，无所复传之候，故蒸出内热而身黄，且热随黄出而外发也。不曰如橘子，而但曰身黄，则其色不明润，而为干黄可知。若以为病表，而发其表，固误；以为病湿，而责其湿，亦误。惟以清心之栀子，泻肾之柏皮，交附于甘草，而使之留连于胃，则就胃，而分散心胞肾脏之客热也。于寒何涉？于湿何涉哉？

栀子柏皮汤

栀子十五个　柏皮二两　甘草一两，炙

以上三味，以水四升，煮取一升半，去滓，分温再服。分量煎法水数俱缺，后人依类酌拟分量水数以补之。

太阳经下篇

喻氏曰：凡风寒两伤营卫之症列此①，误。详上中二篇之首。

一条　太阳中风，脉浮紧，发热恶寒，身疼痛，不汗出而烦躁者，大青龙汤主之。若脉微弱，汗出恶风者，不可服，服

---

① 凡风寒两伤营卫之症列此：语本喻昌《尚论篇·太阳经下篇》。

之则厥逆，筋惕肉瞤，此为逆也，以真武汤救之。

脉浮紧，发热恶寒，身疼痛，详已见。不汗出而烦躁者，皆风欲外泄，而寒持其表之应。不主麻黄，而主大青龙者，非谓麻黄汤治单伤寒，而以此汤治风寒两伤也。盖太阳一经，并无独伤阴寒之病，皆属两伤风寒。风寒虽已别见，今再畅之。夫太阳常理，风为阳邪，多在卫。寒为阴邪，多在营。故除却单伤风，亦宜桂枝汤外，凡风寒两伤，风表寒里，有汗而恶风者，尽宜桂枝汤。若风寒倒置，风里寒表，风欲出而寒持之，则无汗而恶寒，总有风因，便宜麻黄汤。至于本条，原与麻黄汤症相似，而必用大青龙汤者，盖以其人平日腠理甚密，而其受风寒之邪又重，且寒表风里，两相把持，寒邪凭腠理之坚固，盖住风邪，而风邪以阳热之性，逞外鼓之余力，因而逼入胸分，以窥阳明之腑。故于麻黄汤中倍加麻黄，所以破其坚城，使风邪因之得出也。加石膏者，虽谓风邪之阳热在内，故以甘寒者救之，实以重坠之性，镇麻黄之发越耳。名之曰大青龙者，经曰：阳之汗，犹天地之雨也①，大概麻黄为头、桂枝为项、杏仁为身、甘草为尾、姜枣为风云、石膏其驭龙之神乎。至若脉微弱者，是阳气不能内鼓。汗出恶风，是卫气不能守御。正宜桂枝加附子汤为是。使误投大青龙、破壁泄阳之剂，有不致厥逆、筋惕、肉瞤而亡阳者乎？喻氏曰：误服青龙等而亡阳，不用四逆等汤，乃更推真武一汤者，以真武为北方司水之神，龙惟藉水以变化，真武不与之以水，其不能奋飞可知。故用苓、术、芍、附敛水收阴，醒脾崇土之功多于回阳，而名曰真武，全在收其坎水，使龙潜而不能见也。倘舍此，而独用姜附以回

---

① 阳之汗……地之雨也：语本《素问·阴阳应象大论》。

阳，其如魄汗不止何哉①？此论极是。

大青龙汤

麻黄六两，去节　桂枝二两，去皮　甘草二两，炙　杏仁四十个，去皮尖　生姜三两，切　大枣十二枚，劈　石膏如鸡子大碎

以上七味，以水九升，先煮麻黄，减二升，去上沫，内诸药，煮取三升，去滓，温服一升，取微似汗。汗出多者，温粉扑之。一服汗者，停后服。汗多亡阳，遂虚恶风，烦躁不得眠也。温粉扑之，所以塞其毛窍之意。

二条　伤寒脉浮缓，身不疼，但重，乍有轻时，无少阴症者，大青龙汤发之。

此条虽同是大青龙汤，比前条又另是一宗用法。前条为寒表风里，寒盖住风；此为风表寒里，风寒并入，寒邪撇却风性之浮，而有内沉之势，所以脉于浮虚处见缓，则于沉处见紧，可知。身不疼者，以外无寒邪抑之，内无风邪扰之也。但重二字，跟上句来，言身不疼，但觉重耳，此寒邪内沉，阳气抑郁之象。然若全重，则寒已入内，而为少阴之症矣。今乍有轻时，则知阳气未服，犹有互相胜负之机。然必相其无向壁蜷卧、喜寐等症，则宜大青龙无疑矣。夫风在表之表，此为贼之从，而易制；寒在表之里，诚为贼之首，而可虞。恐人从脉之浮缓起见，误服解肌之桂枝汤，则击其尾者，入益疾，将身重无乍轻时矣。又恐人从身重为无阳起见，误服辛热之姜附等汤，则扶其阳者，益其势，将狂躁无暂安时矣。即麻黄一汤，亦属似是而非者，以麻黄汤之发越，未及青龙之半。服之，不过提表在里，邪在表而不能透，反致脉之浮缓变浮紧，身之不疼变疼，

① 误服青龙……不止何哉：语本喻昌《尚论篇·太阳经下篇》。

而成壮热无汗之伤寒矣。不如大青龙汤,一发而解之,为便也。中风伤寒之名,原不可截然分开,亦就其病因之大者,而言之耳。前条之脉症,件件是伤寒,却曰中风,盖就身疼一因,知风深入,而特为寒所盖也。此条之脉症,颇亦是中风,却曰伤寒,盖就身重一因,知寒深入,而几困顿其阳也。否则,两条之脉症,又从何处而定其为似伤寒之中风、似中风之伤寒耶?夫仲景统中风之条,而俱曰《伤寒论》,可以识喻氏分太阳三篇之误矣。

真武汤

茯苓三两　芍药三两　生姜三两,切　白术二两　附子一枚,炮去皮,破八片

以上五味,以水八升煮,去滓,温服七合,日三服。煮无分数,以三服七合计之,当作二升。

加减法　若咳者,加五味子半升,细辛、干姜各一两。若小便利者,去茯苓。若下利者,去芍药、加干姜二两。若呕者,去附子、加生姜足前成半斤。

肺有伏邪而不能容,故以咳逆之。然而咳,则肺气常张也。五味敛其张气,细辛通其伏邪,而又用干姜之辛以畅之,且温以补之耳。去茯苓者,恐过泄膀胱之气也。下利去芍药者,恶其性之下敛。加干姜之义,凡辛者俱旁散,且取其温以提气也。呕者去附子,恐其助上逆之气耳。即此加减数语,便具杂症多少法门。谁谓百十三方,止是伤寒药耶?

三条　太阳病,脉浮紧,无汗,发热,身疼痛,八九日不解,表症仍在,此当发其汗。服药已微除,其人发烦热,目瞑,剧者必衄,衄乃解。所以然者,阳气重故也。麻黄汤主之。

疼者,痛而不知所在。痛者,有着处是也。烦跟于疼而属

风，躁跟于痛而属寒。然则风寒相因，故往往症则互见。目暝有二，其辨甚微，其症悬绝：一则眉低眼重，而从上合下，此为少阴欲寐之象；一则眉张目豁，而从下合上，此为太阳郁热之征。喻注风多寒少等语，颇凿。盖风寒兼见，寒表风里之症，凡阳气盛者，但能如此，不论风多寒少也。脉浮，至身疼痛，麻黄症也，八九日不传经，而尚在表，亦麻黄症也。何计不出此，而服他药？以致不能解，而仅微除。夫为日既久，风寒化热，且热因表药而外郁上浮，因而烦热目暝。经热不能从汗而泄，则血妄行巅顶而衄。衄则经血之热既平，故与汗者解同也。总言此症，前后俱宜麻黄汤，非谓衄解之后，始主之也。喻注虽得衄血，仍主麻黄汤，以发其未尽之沉滞，谬甚，以其不解下二条之旨故耳。

四条 太阳病，脉浮紧，发热，身无汗，自衄者愈。

五条 伤寒脉浮紧，不发汗，因而致衄者，麻黄汤主之。

此两条，俱伸剧者必衄之义。上条言愈，不言汤。盖谓衄解者，可以不服麻黄汤也。下条不愈，而言汤。盖谓阳邪盛而衄，尚不解者，犹主麻黄也。则未曾衄者，更可见矣。喻注：风邪得解，再用麻黄汤，以发其未散之寒①，是谓中风之风热能衄，而伤寒之化热无衄耶？抑亦中风能解于衄，而伤寒不能解于衄耶？

六条 太阳病，得之八九日，如疟状，发热恶寒，热多寒少，其人不呕，清便欲自可，一日二三度发，脉微缓者，为欲愈也。脉微而恶寒者，此阴阳俱虚，不可更发汗、更吐、更下也。面色反有热色者，未欲解也，以其得小汗出，身必疼痒，

———

① 风邪得解……以发其未散之寒：语本喻昌《尚论篇·太阳经下篇》。

太阳经总说

八九

宜桂麻各半汤。

　　人身之阳气有起伏，阳气起则邪退，阳气伏则邪进，理之常也。今太阳病至八九日，是过六七日自愈之期，而为将作阳明之候，乃不过如疟状而发热恶寒，且热多寒少，是病邪之势颇减，而阳气时时有自振之机也。不呕者，无里邪也。便，当读平声，犹言清净安便也。此句形容病后初起之情，真有化工之妙，正如难除乱定之人，其恬然自足，有如此也。疟之寒热，作于背之骨节，行有常数，故发有定期。一日二三度发，故知非疟，而但如疟也。脉微缓者，邪去而血气安定之应，故知欲愈。下文三句，正言欲愈之病，不可喜攻生事耳。面色以下，又顶首句来。言如疟而热多寒少之人，倘面上反有浮红之热色，又是初病至此，曾未以小汗透之之过，其所感之风寒虽浅，终是寒持其风而未欲解也，验其身痒，则知寒蔽风因，而致气血微热，桂麻各半汤，为的对矣。盖于桂枝汤，既恐不能发其卫气；于麻黄汤，又恐太伤营血。惟合二汤而各取其半，则和营疏卫，而轻重得宜矣。

　　桂枝麻黄各半汤

　　桂枝一两十六铢，去皮　芍药一两　生姜一两，切　麻黄一两，切，去节　大枣四枚，劈　甘草一两　杏仁二十四个，汤浸去皮尖及双仁者俱去之

　　以上七味，以水五升，先煮麻黄一二沸，去上沫，内诸药，煮取一升八合，去滓，温服六合。

　　七条　太阳病，发热恶寒，热多寒少，脉微弱者，此无阳也，不可更汗，宜桂枝二越婢一汤。

　　热多寒少，明系风邪比寒邪较重，而寒蔽风因也。无阳二字，与他处不同。他处之无阳，指阳液短少而言。此却指阳气

虚微耳。试看脉微弱句自见。更字，对无阳说，非重发汗之谓。盖热多寒少，脉宜大而且实，今见微弱，是阳气不能鼓动之应。倘发汗而更伤其阳，恐致亡阳之逆，故以桂枝之二，薄为解肌，越婢之一，略为发表之意云。越婢之义，喻氏谓石膏辛凉，胃得之，而热化津生，比女婢尤为过之①。程郊倩谓以桂枝敛戢正阳为主。越婢中之石膏，取其阴凉之性，女奴蓄之耳，俱解不到。夫以热多之过，取其辛凉，虽亦有之，不知全谓脉微弱三字起见，特用此重坠之性者也。盖寒蔽风因，不用麻黄，则风无出路。而桂枝汤不效也，若用麻黄，则阳虚之脉，甚可顾虑。不得已而以甘寒重坠之品，独与轻浮之麻黄同煮，则发扬之性，已被重坠者，监住一半而成欲出不出之情状，如女婢之羞涩而欲前且却者，庶可免亡阳之逆，故名之。试看麻黄只十八铢，而加石膏四分之一，且汤后明缀数语，是二味另煮一汤，而与桂枝合饮之者，可以悟仲景名汤之深意矣。

桂枝二越婢一汤

桂枝去皮 炙甘草各十八铢 生姜一两二钱，切 大枣四枚，劈 芍药十八铢 麻黄十八铢，去节 石膏二十四铢，碎绵裹

以上七味，咬咀，以水五升，煮麻黄一二沸，去上沫，内诸药，煮取二升，去滓，温服一升。或作下有曰再服字。本方当裁为越婢汤、桂枝汤合饮一升。今合为一方，桂枝二越婢一。此汤与桂麻各半、桂二麻一汤不同，以有脉微弱故也。当宜仍从古方煮法，以两处煮，为是。盖合煎恐防桂枝二之解肌也。

八条 服桂枝汤，大汗出，脉洪大者，与桂枝汤如前法。若形如疟，日再发者，汗出必解，宜桂枝二麻黄一汤。

---

① 石膏辛凉……尤为过之：语本喻昌《尚论篇·太阳经下篇》。

桂枝汤下，原有如水流漓，病必不除之戒。故脉成洪大，服桂枝如前法者，一则禁大汗，再则原可更作服也。如疟以下，又承大汗句来。言大汗后，脉不洪大，而但日再发如疟，此固当仍用桂枝，但取其二以合麻黄之一，以去其微寒，如喻氏所云耳。此亦风表寒里，故先服桂枝不为逆，而且可后加麻黄之一也。

桂枝二麻黄一汤

桂枝一两十七铢，去皮　芍药一两六铢　麻黄十六铢，去节　生姜一两六铢，切　杏仁十六个，去皮尖　甘草一两二铢，炙　大枣二枚，劈

以上七味，以水五升，先煮麻黄一二沸，去上沫，内诸药，煮取二升，去滓，温服一升，日再服。

九条　伤寒不大便六七日，头痛有热者，与承气汤。其小便清者，知不在里，仍在表也，当须发汗。若头痛者，必衄，宜桂枝汤。

足阳明隧道，起于头维，胃中燥气上攻，亦能头痛。腑热衬托经气，亦能致热。头痛有热，非尽由于表邪也。况六七日不大便乎，亦宜承气下之。但小便清者，知邪未入里，而头痛一症，又属经邪热甚，故知必衄。主桂枝而不主麻黄汤者，想六七日之前，必曾经过发汗矣。不然，头痛之表症现在，何竟公然下之耶？岂非先汗后下，下之不为逆乎？故只消用桂枝者，遵麻黄汤后，其症不解之例也。

一〇条　服桂枝汤，或下之，仍头项强痛，翕翕发热，无汗，心下满，微痛，小便不利者，桂枝汤去桂加茯苓白术汤主之。

此素有湿病，而兼风症者也。仍字，直贯至微痛句。盖谓

未服药之先，原如是也。头项强痛，翕翕发热，原是桂枝汤症，今服桂枝而无汗，且仍然表症如故也。心下满痛，原是下症，今下之而里病如故也，明系湿气在表，格表，药之热于营分，故强痛而热，犹之寒邪之蔽风因也。湿在里，聚下药之寒于胃中，故心下满痛，犹之阴邪之作痞也。况有小便不利一症可验，故于桂枝汤中革去桂枝，而以淡渗之茯苓解内湿，理脾之白术解外湿，留芍药者，敛误表之阳药，所以解强痛而热也，不去姜者，温误下之寒药，所以解满而微痛也。至于去水之剂，多用生津之枣，痞满之药，偏留浮缓之甘，盖补阳液以驱冷饮，扶中气以消积满。又庸工之所不知者也。喻注：治风遗寒[①]，夫既治风，前此之风因，胡为不解。既曰遗寒，后此之药方，胡为竟漏耶？妄。

桂枝汤去桂加白术茯苓汤

于桂枝方内去桂枝，加白术、茯苓各三两，余依前法煮服。小便利则愈。如上法者，当是水数煎数，非指啜热粥以助药力之谓也。

一一条　伤寒脉浮，医以火迫劫之，亡阳，必惊狂，卧起不安者，桂枝去芍药加蜀漆龙骨牡蛎救逆汤主之。

脉浮，原该发汗，对症服药，则阳气浮动，阴津疏泄，而有云行雨施之妙。今以火逼劫之，或胸或背，必热至无可如何，而后心君躁扰，一时阴津阳气，如随驾之臣，奉之而出奔耳。夫心中之阳，于火为丁。宜温而不宜热也，宜润而不宜燥也，且宜内守而不宜出舍也。故一切肾中亡阳之药，皆所不取。特用此汤者，盖以山龙之阳灵附于骨，牡蛎之阴神包于壳，故多

---

① 治风遗寒：语本喻昌《尚论篇·太阳经下篇》。

用之。以为招摄神灵之主。又恐重涩之性颇滞，而以性快能劫疟之常山为使，求其兼程飞渡也。用其苗者，本乎天者亲上之意。然后以桂、甘、姜、枣号召阳液之兵，听令于敛涩之主将，则聚而不发，正所以补其心液耳。去芍药者，非所谓其味酸性阴也。不观芍药甘草汤以伸其脚乎？则芍药之下引，怕失心君之部位，且非蜀漆之类聚也。较之柴胡龙骨牡蛎汤，无表邪之陷，故不用柴胡大黄；无里阴之痞，故不用茯苓半夏。论方不从整片理会，乌足以语长沙之神髓也哉！

桂枝去芍药加蜀漆龙骨牡蛎救逆汤

桂枝三两，去皮　甘草二两，炙　生姜三两，切　牡蛎五两，熬龙骨四两　大枣十二枚，劈　蜀漆三两洗，去腥

以上为末，以水一斗二升，先煮蜀漆，减二升，内诸药，煮取三升，去滓，温服一升。为末，当单指龙骨牡蛎而言。以其性坚而气味难出也。若执右字而概云为末，则姜枣之下，当不必缀切劈二字矣。先煮者，欲诸药之从其性也。与先煮大黄麻黄等之义同。

一二条　火逆下之，因烧针烦躁者，桂枝甘草龙骨牡蛎汤主之。

若脉浮宜汗之病，因外火熨之，而表邪尽逆于里，火毒挟邪，久则或便脓血，或腰以下重而痹，故宜下之。若未经火灸，但用烧针，亦非细故。盖人未有不畏针者，况复烧之。畏则心神已动，而烧针之热从而逼之，则心神与火，有烨烨[①]不安之势，故烦躁。所以亦宜用龙牡之敛津涩神者为主，而以桂枝甘草缉其胸中之真阳也。去姜枣者，以其尚未迫劫出汗，故不必

---

①　烨烨：灼热貌。此指热盛。

以生津为急耳。桂枝缩入龙牡之下，已非复解肌之性，喻氏谓为解外者，大谬。至以火逆下之四字，谓是误而又误，竟将仲景一条救火逆之法抹坏，是可哀也。夫上篇二十四条：熨其背而大汗出，大热入胃，胃中水竭，躁烦，必发谵语。十余日，自下利者，为欲解，此正火逆下之之义。但彼症，因大汗胃干，故不敢下，而候其自下。兹症，幸而大汗未出，胃中未干，火气与表邪，两逆于阳明胃腑，则下之自解，何得谓之又误耶？

按此条文义，并非发端语气，且与下文烧针不接，则火逆下之四字，确是宜在中篇第六条"名火逆也"之下。不知何故而错入于此。高明者当以余言为不谬耶。

桂枝甘草龙骨牡蛎汤

桂枝一两　甘草二两　龙骨二两　牡蛎二两

以上为末，以水五升，煮取三升半，去滓，温服八合，日三服。以八合，日三服。（以八合三服计之，则三升半，当是二升半。）

一三条　伤寒，脉浮，自汗出，小便数，心烦，微恶寒，脚挛急，反与桂枝汤，欲攻其表，此误也。得之便厥逆，咽中干，烦躁吐逆者，作甘草干姜汤与之，以复其阳。若厥愈足温者，更作芍药甘草汤与之，其脚即伸。若胃气不和，谵语者，少与调胃承气汤。若重发汗，复加烧针者，四逆汤主之。

此条当细看病情脉症，其误用桂枝汤自见。夫统其名曰伤寒，似宜主麻黄汤矣。标其脉症，曰脉浮自汗出，又似宜主桂枝汤矣。错揭其病脉症者，正立桂枝汤之疑案也。然后曰小便数、心烦，其人阴液素短可知。曰微恶寒、脚挛急，则不但里阴虚，而阳气之衰弱又可知。是果据其脉症，相其阴阳，桂枝汤中加以当归、附子，未始不可。乃单就脉浮自汗起见，徒用桂枝汤以疏其表，则阳从汗越，而阳气愈微，故厥逆而躁。汗因强责，而津液欲槁，故咽中干而烦。误表，而气上吐逆者，犹之误下而气陷下利也。观其救逆汤意，甘草干姜以复阳，芍药甘草以和阴，调胃以存津液，四逆以通阳气。夫亦可以识单用桂枝汤之误也。

甘草干姜汤

甘草四两，炙　干姜二两，炮

以上㕮咀，以水三升，煮取一升五合，去滓，分温再服。

用守中之甘草为君，而附之以干姜，全是温中焦之阳。何以知下焦之足温于夜半耶？经曰：其人足心必热，谷气下流故也。下焦之阳，非胃中之阳来复，不足以通之耳。

芍药甘草汤

芍药四两　甘草四两，炙

以上二味，㕮咀，以水三升，煮取一升。去滓，分温再服。

一四条　问曰：症象阳旦，按法治之而增剧，厥逆，咽中干，两胫拘急而谵语。师言：夜半手足当温，两脚当伸。后如师言，何以知此？答曰：寸口脉浮而大。浮则为风，大则为虚，风则生微热，虚则两胫挛，病症象桂枝，因加附子参其间，增桂令汗出，附子温经。亡阳故也。厥逆，咽中干，烦躁，阳明内结，谵语烦乱，更饮甘草干姜汤。夜半阳气还，两足当热，胫上微拘急，重与芍药甘草汤，尔乃胫伸，以承气汤微溏，则止其谵语，故知病可愈。

此条实当日救误之医案也。有此一案，故著为上条之法，则上条宜在此条之后为是。细细对读之自见。桂枝加附，是救误之主汤。甘草干姜、芍药甘草、调胃承气三汤，乃随症善后之剂。上条多一四逆汤。又从重汗烧针，案外立法之意。阳旦，喻氏注谓成氏方后之说，俱非。而以桂枝汤中加黄芩为阳旦，更出不经之名，以附子加入桂枝汤中为阴旦。夫桂枝加附子，有汤而无其名。阳旦之说，有名而无其方。即如喻注，言桂枝去芍药，为何名？去芍药加附子又为何名耶？且即阳旦之名而撰出阴旦，何妨就青龙、白虎，而添出腾蛇、朱雀汤乎？抑何可笑之甚也。要之，太阳者，如天如日，风邪犯之，有晦暝而失其高明之象；烦热郁之，有苍茫而失其清爽之神。桂枝轻轻解肌，风开云静，一时晴光曙色，复还太虚。不比麻黄、大青龙之以大雨，顿解躁扰。此曰阳、曰旦之义也。若夫阴晦为天地之病机，何取于旦为也？成注桂枝汤之别名，为是。

一五条　发汗，若下之，病仍不解，烦躁者，茯苓四逆汤主之。

此条之惑人处，全在"病仍不解"四字。庸工从而再汗再下，则亡阴亡阳而死者多矣。长沙之慧眼，独认定"烦躁"二字。盖未经汗下之先，烦躁，为病邪之烦躁。既经汗下之后，则烦为无阴，躁为无阳之候。纵有发热之表病不解，乃阳虚浮越之应。痞塞之里病不解，乃贼阴上凌之应。故以姜附之辛热，补阳以解躁。参甘之甘温，生津以解烦。然后大加渗泄之茯苓，下水消阴，其庶乎坎水止乎北方，则孤阳不受扛抬之凌逼而亡越矣。然果阴气伏藏，则痞满等之里病可解。阳气宁静，则发热等之表病可解。及其成功，又不独止烦躁而已也。此圣人制方，如常山之蛇，首尾相应者矣。喻注单言回阳，不言补阴，漏。

茯苓四逆汤

茯苓六两　人参二两　干姜一两半　附子一枚，生用去皮，破八片　甘草二两，炙以上五味，以水五升。煮取二升。去滓，温服七合，日三服。

一六条　伤寒胸中有热，胃中有邪气，腹中痛，欲呕吐者，黄连汤主之。

此上中二焦之真阳俱虚，以致标热入胸，本寒犯胃之症也。夫上焦之阳储于胸中，胸中之真阳充足，太阳之表热，不能轻易移入。今胸中以阳虚之故，而在表之标热，始得逼入而成虚假干热之势，故胸中有热，症则必见痰咳，或烦喘，或渴甚，而饮水仅一二匙耳。中焦之阳储于胃中，胃中之真阳充足，纵使太阳传入阳明之经，其腑犹或不受。今胃中以阳虚之故，而致初感之本寒，不俟传经，一直入胃，故胃中有寒邪，腹中痛，欲呕吐，正其见症耳。盖腹痛，为胃中之寒邪旁及他腑。而呕吐，为胃中之寒邪将上干胸分也。此种症候最掣肘，不但攻寒碍热，功热碍寒，将来两变，已成危候。一则阳液焦枯于上，阳火迹熄于下，而莫可挽；一则并胃中之寒，郁久化热，与胸热连成一片。阴阳之液两尽，且虚而不任下，则危矣，且即此而以黄连、桂枝清解胸中之热，干姜、甘草温散胃中之邪，四味平用者，恐牵其性，而于清热散寒有或偏也。然后以益气之人参、补液之大枣统率于止逆之半夏者，因胃中之邪，由于虚而腹痛呕吐，又由于胃气之避邪而将窜也。故于清热解表邪之中，兼用补益止逆之品，殆亦滋其自汗之剂耳。喻氏不知胸中之热，为伤寒之标热犯胸，胃中之邪为伤寒之本寒犯胃，且皆由于阳虚之故，而但曰风邪在上，寒邪在中，阳邪不得下，阴邪不得上等语，俱是隔靴搔痒矣。

黄连汤

干姜　黄连　甘草炙　桂枝各三两，去皮　人参二两　半夏半

升，洗 大枣十二枚，劈

以上七味，以水一斗，煮取五升。去滓，温服一升，日三服，夜二服。

一七条 伤寒，腹满，谵语，寸口脉浮而紧，此肝乘脾也，名曰纵，刺期门。

脾阳不能运动，故腹满。胃液不能灌溉，故谵语。喻氏曰：寸口即气口，脾胃脉之所主。浮而且紧，即弦脉也①。乘，即乘机、乘空之义。因脾胃之土，原自削弱，故肝木得挟有余之气而乘其隙也。独言脾者，即脏以概腑也。以木克土，其理似直，故曰纵。期门穴，足厥阴太阴阴维之会，肝之幕也。在乳外同身寸之一寸半，又直下一寸半之骨缝即是。铜人针四分，所以泻肝气之有余也。然观脾阳胃液之虚，以乘肝木之外晦，则刺之后，当服药以补脾胃可知矣。按同身寸法，凡量脐以上者，以两乳折作八寸。

一八条 伤寒发热，涩涩恶寒，大渴欲饮水，其腹必满，自汗出，小便利，其病欲解，此肝乘肺也，名曰横，刺期门。

肝木之邪，不独乘脾，又有一种反克而乘肺者。然发热恶寒，大渴饮水，太阳症中，往往有之。何以知此症之为肝乘肺乎？盖以腹满知之。夫太阳壮热之症，大渴饮水，一则内热足以消之，再则肺强足以运之，故其腹多不满。今据其腹满一症，则知中焦无消水之邪火，肺部无运水之权力，而大渴欲饮水，为肝火凌肺金，引外水以为自救之计。而发热恶寒，又因肺与太阳同主皮毛之合，故寄症于太阳耳。喻氏曰：或自汗而水得

① 寸口即气口……即弦脉也：语本喻昌《尚论篇·太阳经下篇》。

外渗，或小便利而水得下行，则肺金又有分布之力，故欲解①。此说诚是。其谓肺金素无他病，则非。盖肺金素无他病，布其清肃之化，则木邪惟有俯首退避耳，敢凌之乎？且于乘字之义无取矣。以下犯上，其情纵肆，故曰横。然末后三句，当遥接腹满来。言若不解，亦宜刺此穴以泄木邪，非解后刺之也。此两条宜入厥阴，次此无谓。

一九条　伤寒表不解，心下有水气，干呕，发热而咳，或渴，或利，或噎，或小便不利，小腹满，或喘者，小青龙汤主之。

伤寒表不解，至发热而咳，为小青龙之正病。下文渴利五症，为小青龙之变病。细看加减自见。表不解，即下文发热是也。心下有水气者，脾肺两家之阳不足，以致不能分布水气，而屯积心下也。然此症之表不解，非风寒之邪不解于表。盖因水气屯积心下，将胸分之阳抬高，而不容宽展。于是逼之外浮上郁，而成在表之热耳。胃既不能受水，且又以阳虚而不能送之上涌，故干呕。水寒之气，逼虚阳于上，故热逆肺金于内而咳也。此种症候，最难辨认。若因不解，而误以表药发其表，则成上篇十一条"吐下不止"之逆矣，详十一条下。然其不用五苓，而用此汤者，盖因彼以膀胱为热邪所蔽，从下而上逆，故只消用淡渗之剂，水去而热亦解。此症是脾肺无阳而不能运水，故不得不取辛甘温热之剂，助脾肺发舒之气，然后水气得行，而呕咳可除。浮阳伏，而表热亦因之可解矣。至其用药之精义入神，真有不可思议之妙，请得约略言之，以俟颖悟者之举一反三也。盖麻黄之能汗，为发越肺家之端药，今以芍药、

①　或自汗……故欲解：语本喻昌《尚论篇·太阳经下篇》。

五味之酸收敛之，则欲其挑动肺气，而不使发汗可知。甘草、干姜之温中土，既以芳香之桂枝醒之，复以下降之半夏监之，则鼓舞其脾阳，又是不欲其上炎，而贵于润下，更可知。然后以通肾气之细辛为使，则仲景精意之所贯，历历如在目前矣。夫兴云致雨，为在天之飞龙，故曰大。此则水中之龙、蛟而已矣，土中之龙、蛇而已矣，名之曰小，不亦宜乎？喻氏曰：酸以收肺之逆，辛以泻肺之满。遗脾而单言肺，固是漏处，即其收肺二字论之，肺气如此，而可收之泻之乎？至其谓小青龙为涤饮之药，眼高千古，惜其未能畅发所以然之理，而竟将后人谓为发汗之轻剂，全然抹坏，则亦失之过激矣。盖小青龙汤意，原欲从小便以下其水气，然脾肺之阳一舒，送之使下者，固十之九，而解之自汗者，安保无十之一也。特于发字有弊耳。下文渴利五症，俱从水气变出，故只消随水以施其神化而已。注见加减法下。

小青龙汤

麻黄三两，去节　芍药三两　五味子半升　干姜三两，一作二两　甘草三两，炙，一作二两　桂枝三两，去皮　半夏半升，洗，一本作三两　细辛三两

以上八味。以水一斗。先将麻黄煮，减二升。去上沫，内诸药，煮取三升。去滓，温服一升。

加减法　若微利者，去麻黄，加荛花，如鸡子大，熬令赤色。若渴者，去半夏，加括蒌根三两。若噎者，去麻黄，加附子一枚，炮。若小便不利，少腹满，去麻黄，加茯苓四两。若喘，去麻黄，加杏仁半升，去皮尖。

水气入胃，则水谷不分，故利。微利，是兆其端矣。去麻黄，恐乘其利，而疏泄胃与大肠之气也。荛花，去十二水，水

去，则利当自止，故加之。热饮能伤上焦之阳液，故渴。半夏辛燥，故去之。加栝蒌根者，能滋肺也。经曰：水得寒气，冷必相搏，其人气饐①，故噎。麻黄，非气寒挟水者所宜，故亦去之。加附子者，温散其寒也。小便不利，少腹满者，不但脾肺不能送，而且膀胱不能传矣。夫发扬之药，终无停滞，不行于下，则将泄于外矣，故亦去麻黄，而易以淡渗之茯苓也。水气抬虚热以侵肺管，故不利而喘。麻黄能责肺液，故去之，而加润肺之杏仁，以利之也。要之，小青龙汤注意止是发舒脾肺之阳气，而其心下之水，或从小便而下，或从自汗而散，一听脾肺之自便而已。夫蛟螭②之属，泥蟠③土窟，能通河汉④堤防；嘘风成云，亦能使雨霖山谷。此仲景名方之深意，而前贤未经道破者也。

二〇条　伤寒，心下有水气，咳而微喘，发热不渴，服汤已渴者，此寒去欲解也。小青龙汤主之。

心下有水气，及咳喘热，俱已见。不渴者，因水中有寒，故格拒外饮也。服汤已，渴者，服小青龙汤。言寒水在心下，服小青龙以发越其脾肺之阳。忽变为渴者，是脾肺之阳已动，水中之寒气已去，而变为热饮矣。夫水之难去，最是与寒相结。今寒去而水亦不能久存矣，故曰欲解。因其欲解，而再服小青龙汤，则小便与自汗，一听脾肺之自为发挥可也。按加减法，当于原方中去半夏，加栝蒌根，去麻黄，加杏仁。

二一条　服桂枝汤已，大汗出后，大烦渴不解，脉洪大者，

---

① 饐（yē 噎）：同"噎"。食物等阻塞喉咙。

② 蛟螭：犹蛟龙。

③ 泥蟠：蟠屈在泥土中。

④ 河汉：黄河与汉水。

白虎加人参汤主之。

烦，有干热两项。渴，亦有干热两项。今从大汗出后而大烦渴，则其为干极热极可知。不解者。发热是也。盖阴虚而阳无所附，有尽浮于表之象，非有邪也。脉洪大者，凡洪者中空，大者里虚，正里阴亏极之诊。极热极干之症，肺金有所不堪，故用石膏以泻阳明胃土之火。知母，以泻少阴肾水之火。合子母而两泻之，以解肺金烊化之急。然后用粳米、甘草以滋其土母之液，则子能得藉乳而以为生矣。始终为肺金起见，故曰白虎加人参者，于解热解燥之中，随用生津益气之品，则不但解热，而且金风荐爽矣。不但解燥，而且金液归元矣。将并阴虚者而亦补之，此趁电穿针之妙用也。或曰：先天龙雷之火，不可扑灭，不能浇灭，故不用苦寒之品，而但取辛凉，此逢金则伏之理，是以用白虎加人参，意者其或一说欤。

白虎加人参汤

知母六两　石膏一斤　甘草二两，炙　粳米六合　人参三两

上五味，以水一斗，煮米熟汤成，去滓。温服一升。日三服。

二二条　伤寒脉浮滑，此表有热，里有寒，白虎汤主之。

古人之书，不必矜为尽解。若矜尽解，则自欺以欺人者多矣。此条脉与症既不对，脉症与方又不对。其表里寒热字样，俱似有舛错者。岂当日或有缺文耶？当悬之以俟后之高明者。

白虎汤

知母六两　石膏一斤　甘草二两　粳米六合

以水四味。以水一斗，煮米熟汤成，去滓。温服一升，日三服。

二三条　伤寒脉浮，发热无汗，其表不解者，不可与白虎

汤。**渴欲饮水，无表症者，白虎加人参汤主之。**

　　桂枝、麻黄、大青龙等汤，各有汤禁。此白虎之禁也。夫白虎一汤，原为热极干极之症，故立此大寒之剂以救之。若脉浮、发热、无汗，而表不解者，全赖里阳托住表邪，并推之外出也。故发表之剂，多用辛温。辛温者，扶阳而畅之之义。今服白虎大寒之剂，则里阳一伏，表邪将乘势内入，变为呃逆等症矣，故不可与。喻氏但谓不能解表，是不知其为禁之之意也。太阳表邪壮热，亦能移入胸分而作渴。是其渴者，为外热所移，而非实在之内热也。今渴欲饮水而无表症，则其渴为在内之热极干极可知。故用白虎汤，以解其干热，而加人参以补阴虚耳。

　　二四条　伤寒无大热，口燥渴，心烦，背微恶寒者，白虎加人参汤主之。

　　无大热，就表而言，盖谓发热甚微也。燥与渴，有辨。渴之源，在中焦，饮足则解矣。燥之根，在上焦，虽饮至腹不能容，而喉嗓间之枯槁如故也。今兼而有之，是中焦极热，而上焦极干之应。故更见心烦，背微恶寒者，正长沙消息病情至微至妙处。盖阴寒之气伏于内，逼虚阳于外，而为欲亡之象者，先于背上作芒刺之状，而反躁。今阳热之气伏于内，逼残阴于外，而为将绝之征者，亦先于背上觉单薄之状，而为微恶寒，紧相对也。故亡阳者，用火热之姜附等汤，从里以续其阳。与亡阴者，用大寒之白虎汤，从里以救其阴，盖一意也。喻氏谓尚有余寒，不当牵泥。非惟梦语，抑亦犯上条其表不解之禁矣。此辨似之所不得已也。

　　二五条　伤寒病若吐若下后，七八日不解，热结在里，表里俱热，时时恶风，大渴，舌上干燥而烦，欲饮水数升者，白虎加人参汤主之。

此条为强壮人，明系汗症，而误行吐下，以致夺其津液之变也。太阳不传他经，七八日已为自愈之期。太阳之阳邪在表，原藉津液充足，作汗以送邪解表耳。今吐下而两夺其津液，纵至自愈之期，而邪不恋表，其如津液不能作汗以送之，无怪乎表热不解，而时时恶风也。又太阳之阳邪入胸，原藉津液充足，居守以御邪内结耳。今吐下而两夺其津液，纵至自愈之期，而邪不结胸。其如津液不能居守以御之，无怪乎里热连表，而舌燥烦渴也。与其责汗而不得汗，无宁益阴以资其自汗乎？此白虎加人参汤之变法也。然使血气少弱，则结胸传变，其为逆岂止如此，故曰强壮人误行吐下之变也。或问曰：前条言表不解者，不可与白虎汤。今表热尚在，而且时时恶风，又何以主此，而自犯其禁耶？答曰：读《伤寒论》者，每条必当先看论眼。此条之眼，在吐下后，七八日是也。盖吐下后无他变，七八日不他传，邪已有欲解之势。而所以不解者，正因吐下后，而火长水短，不放之解耳。然则熄火益水，以资其自汗者，舍白虎加人参，其谁任哉！

阳明经总说

阳明之本气，亦从肾阳上透，蒸热水谷，而为肾家行其阳气于脏腑之外，又自温其肌肉，而为太阳卫气之接应。其阴津则从胃系而输肺滋心，并润三脏及六腑也。其性博厚，故其脉常大，其隧道从头角之头维穴，由项前历胸腹而行足外廉之前侧，故外症则见项前强、膺乳、项外、廉足跗痛，其辖周身之肌，故热沉于肌分而不壮，且以皮覆其热于外，故恶热，且逼出太阳之营阴而自汗也。其署则心下，故过汗、误下而胃肠虚，则外邪与下阴争入而为痞闷矣。又心下与胁旁通，故能由其署而正传少阳也。其本乡为胃，寒则嗔胀而下利，热则汗多而结硬。热甚于上，则结血而上见于吐，热甚于下，则结血而下见于便也。又胃与脾为表里，故能正传其脏也。其人广胲，大项张胸者，五谷乃容，为胃大也。其见于面部者，鼻右目内眦下两指，其本色黄，隐隐如虾腹之膏者，吉。年老而见善色，为除中，死。见黑白者，必自下利，红黄则热实，青乘则危。大概实则恶火，并谵语、潮热，虚则闻木音而惊，恶相克也。凡破䐃[1]脱肉，则为土败，主死。其音宫，宫者，中空而散大之象也。

阳明经上篇

《尚论》以太阳阳明、正阳阳明、少阳阳明分上中下三篇，自谓尽善而不知未尽善也。盖除却正阳阳明下症外，其余五经

---

① 䐃（jùn）：肌肉的突起部分。

俱有阳明，非止太少两阳而已。其五经阳明中，除却太阳阳明宜汗者十之九，而宜下者亦十之一。除却少阳阳明宜和者十之九，而宜下者亦十之一。至三阴阳明条中，现有下症，何得以三阳分篇，而漏三阴？且谓正阳阳明宜下外，而太少两阳必无下症耶？何谓太阳阳明宜汗者十之九乎？盖太阳之经管皮肤，而阳明之经即管皮肤内一层之肌肉，紧相连也。太阳壮热之经邪，三两日不从汗解，其壮热略沉于内，即是阳明肌肉之分，又甚便也。此不论太阳七分，阳明三分，太阳与阳明各半，及太阳三分，而阳明七分，俱为太阳未罢之阳明也。夫风寒传经之理，外经满而贯内经，又经邪满则贯其腑，此盈科后进之势也。今或七分，或五分，或三分，其邪之尾，尚在太阳，则阳明之经邪，尚且未满，岂有贯入胃腑之理耶？邪在太阳阳明之经，故可发表，邪未及于阳明之腑，故不宜下。此愚谓太阳阳明宜汗者十之九也，何谓宜下者十之一乎？曰：此非传经之例，系太阳遗累之症。已于太阳条下屡言之矣。今再发之，夫太阳经邪甚盛之人，偏遇阳明之经气颇壮，太阳欲内传，而阳明不受，于是太阳之邪无所脱卸。胸分者，太阳之部署也，故将热势极力注之。然胸分与胃口相逼，胸分热极而递至于胃，故胃实，是阳明之经未病，而于胃之岔路受邪，及至太阳之表纵解，而胃中之热实不能从胸分而复出太阳之表矣，非下不可，此虽非传经之症，然亦算太阳阳明宜下之一病，故曰可下者十之一也。何谓少阳阳明宜和者十之九，而宜下者亦十之一乎？盖太阳经邪，尽情脱卸阳明之经。倘阳明之经邪又尽情灌入于胃，则万物所归，无所复传，此正阳阳明之下症，生死关头，从此定矣，安得复有少阳见症，所谓少阳阳明耶？惟是阳明之经邪弥漫，欲灌于腑，却遇其人之腑气素壮，偏能拒经之传，则阳明之经邪无处交卸。其与少阳之经贴近，一直过于少阳，此少阳阳明各有见症矣。夫少阳阳明，为胃腑不受邪之故，则正其可喜也。若反下之以击无辜，则胃中一虚，而阳明未授之经邪，少阳已受之经邪，两邪各争空处，而两注于胃，胃既不能胜其邪，岂犹堪再下乎？故禁下，惟依伏胃气，而以柴胡汤和之，其实即汗之也。然不曰汗，而曰和者，因解阳明少阳争执之邪故耳，所以谓宜和者十之九也。至若由少阳而失用柴胡，延之日久，将阳明之热逼于后路，少阳之热逼于前路，四面俱是热邪，则胃腑如鼎罐之象。虽未受邪于上口，而实则受热于周遭，亦能热实，断非下之不可，故曰宜下者亦十之一也。何谓三阴有阳明，且言条中，现多下症乎？夫阳明之经邪，一入胃腑，则无所复传。故凡属少阳以内，及传至三阴症者，其胃腑热实，总非正路受传，俱是从外逼入，即前鼎罐之喻。太阳由胸分，阳明由经分。其正传之邪，譬之火力从口而入。若夫少阳为肩火，太阴为腰火，少厥二阴为底火，俱能使胃中热燥而成下症。故少阳条中，则有得屎而解，并大柴一方。太阴条中，则有脉弱者，设当行大黄宜减之语，少阴则有急下者三条，厥阴则有厥宜下之一段，明明见症，故曰三阴现多下症也。喻氏不知胃腑有正传、遗热之辨，但将三阳分阳明三篇，竟将三阴阳明仅附三条于下篇之末，且曰转阳明，而加一转字，则混甚矣，夫三阴之邪，能转阳明，即能转太阳矣。无怪乎盲医以再作经之语，谓六经传尽，复传太阳，以及阳明也。愚谓阳明病，但当辨其经腑。病经者，从太阳之汗例可也，从少阳之和例亦可也。病腑者，太阳单症，亦有表解当下之法。少阳单症，亦有遗热可下之时，况阳明兼症乎？推而至于传变之三阴，亦无不然。此余之不避委曲，细指传经传腑及遗热之路。愿使天下之读阳明论者，知喻氏之分上中下三篇，不过俗人割裂王维之书，且知其为"太阳阳明，决然禁下"，"少阳阳明，决然汗下两禁"之不足信而矣。

一条　阳明病，脉迟，汗出多，微恶寒者，表未解也，可发汗，宜桂枝汤。

此太阳之经邪，传入阳明之经，而未入其腑也。阳明病，指壮热略微而言，非概指渴而恶热也。以渴而恶热，为胃腑受邪之病，且与下文微恶寒而碍也，故阳明之本脉当缓，阳明之病脉当大，今独见迟。经曰："迟为在脏。"① 似乎里阳虚弱，不宜汗之脉矣。阳明之自汗有二：一则热入阳明之腑，如锅中煮热饭，蒸出水谷之气而为汗者；一则热邪在肌肉及经，如熏笼烘湿衣，烤出太阳之营阴而为汗者。此处之汗，殆指阳明经热，逼出太阳之营阴，而为汗耳。其窍妙在烦渴与不烦渴为辨也。夫病邪多半在阳明之经，而所出者，仍是太阳不摄之汗，故微恶寒，而表未解，桂枝解肌，正从肌肉之分而托出为宜。盖谓脉不大而迟，虽似不可汗之诊，但热郁汗出则脉迟，却是因汗出太多之故，而非关迟为在里也。故可发汗，此条于脉迟上加一"虽"字，其义自明。

二条　阳明病，脉浮，无汗而喘者，发汗则愈，宜麻黄汤。

风里寒表，寒外持而风热无从出之路，故逼其外鼓之余力，而溢入阳明之经者也，外鼓有力，故太阳之表邪表症，全然不减。溢入阳明，则其经原有拒邪之力，故只消发汗以通其表气，则阳明二三分之邪，与太阳通体俱释矣。或问曰：脉症全似太阳，方药大行发汗，长沙首揭之曰阳明病，不知更有何法诊视，

---

① 迟为在脏：语见《伤寒论·辨脉法》。

而知其为太阳未减之阳明病耶？余曰：微哉，问也。彼阳明外症，不曰身热，汗自出，不恶寒，反恶热乎？三症具而阳明之经气始为受邪，则太阳症中之初犯阳明者，还有三症辨之耳。夫初按之得壮热，久按之似觉微者，太阳之焦，热在表也。初按之似微热，久按之而热从内出者，阳明之郁热在肌肉也，假令久按之，其炙手之热，与初按无间，可知太阳兼阳明之热矣。无汗者，太阳之寒因汗出者，阳明之热化，假令身虽无汗，而有欲汗之躁烦，可知太阳与阳明，两持其是矣。凡寒者，不喜露于外，故寒伤太阳之表者，必恶寒。凡热者，不喜覆于内，故热入阳明之里者，必恶热。假令欲亲衣被而又去之，可知太阳与阳明，各呈其情性矣。总之，四诊之下，全在天机动照，故曰独见若神。

三条　阳明病，能食者为中风，不能食者为伤寒。

阳明病，指经邪而言。胃中阳气充足，则胸阳与胃阳俱满，惟风邪能伤之，而寒邪不易入也。故能食者，因胃阳有余，知其所病为中风也。胃中阳气不足，内虚与外寒相召，其机甚易，故不能食者，因胃阳不足，知其所病为伤寒也。

四条　阳脉微而汗出少者，为自和也，汗出多着，为太过。阳脉实，因发其汗，出多者，亦为太过，太过为阳绝于里，亡津液，大便因硬也。

阳脉是就浮说，非指关上也。阳脉之微实，表气盛衰之应。太过者，失中之义也。盖谓浮而在外之阳脉微者，一则卫气衰薄，一则表邪内向之诊。夫卫气衰薄，常致不能收摄营阴，表邪向里，每多热蒸汗出。今脉微，汗出反少，则阳微。非表邪内向而汗少，为热蒸无力，故知自和也。但人身之汗，原属阳液，关系非细，或因热自汗，治当及时，或用药发表，法有分寸。反此，则过中失正，而阳气几绝，胃干便硬，所必然也。喻氏谓阳微阳实，分风寒之脉①，未是。

五条 问曰：阳明病外证云何？答曰：身热，汗自出，不恶寒，反恶热也。注见本篇第二条。

六条 问曰：缘何得阳明病？答曰：太阳病，若发汗，若下，若利小便，此亡津液，胃中干燥，因转属阳明。不更衣，内实，大便难者，此名阳明也。

上条言阳明之表症，此言阳明之里症，但此条正所谓太阳遗累之阳明，非传经之正例者是也。

七条 问曰：病有一日得之，不发热而恶寒者，何也？答曰：虽得之一日，恶寒将自罢，即自汗出而恶热也。

论经气，阳明在太阳之内一层。论腑位，阳明在胸分之下一层。故皮毛之外感，口鼻之内感，皆不能越太阳而飞渡阳明。故得之一日恶寒者，太阳未罢也。"得之一日，恶寒"六字，当作一句。因太阳受邪，而阳明之经气素弱，不能守御，故不停于太阳，而即入阳明。此恶寒自罢，而即恶热也。此条是正言太阳传阳明之经。

八条 问曰：恶寒何能自罢？答曰：阳明居中土也，万物所归，无所复传。虽始恶寒，二日自止，此为阳明病也。

邪传阳明之经，则从经而传少阳，且递及三阴矣。邪入阳明之腑，则定中土，而为生死尽头之路，故曰无所复传也。然则太阳不怕传阳明之经，最怕传阳明之腑。以传入阳明之经，纵复遍过少阳，其势颇缓，且主小柴而生者也。传入阳明之腑，虽止括囊一处，其势甚急，且失用大承而死者多也。我故曰阳

---

① 阳微阳实，分风寒之脉：语本喻昌《尚论篇·阳明经上篇》。

明见少阳症者其可喜，即此也。此与上条，俱言正传阳明之例，但上条言传经，而此言传腑耳。

九条　本太阳病，初得时，发其汗，汗先出不彻，因转属阳明也。

此亦正传之例。凡太阳病时，医家当相病人之强弱，病势之盛衰，以斟酌汗剂之轻重。如大青龙、麻黄、桂麻各半，桂二麻一、桂二越一之类，则当病而解矣。若病人弱而过剂，阳虚者则亡阳，阴虚者则成本篇第六条亡津液之症，所谓太阳遗累之阳明是也。邪盛人弱而不及剂，则其汗不能送邪出表，反使太阳之邪胜阳明之空矣，故曰汗出不彻，转属阳明。历观长沙之用转字，俱是从外入内之义，与喻氏之从三阴言转阳明者①异也。

一〇条　太阳病，若吐，若下，若发汗，微烦，小便数，大便因硬者，与小承气汤，和之则愈。

此条，即太阳遗累之阳明，当承本篇第六条来。胃气初干，宿粪不实，故只消厚朴之苦而降，枳实之苦而散者，交与大黄之直性而下之耳。芒硝咸寒，软坚而腐物，以其未甚坚硬，故去之。津液既干，宿食不去，热气未舒，久则愈干而愈实，必致成大承气之症，故为击其半渡之师也。其曰和者，喻氏曰与用下之意不同也。

一一条　伤寒吐后，腹胀满者，与调胃承气汤。

吐能提气，吐后腹胀满者，是胃中之阳气上浮，而无下通之势。故以调胃之微溏者，润下之，与吐后烦热，用降下之栀豉汤同义，但栀豉润胸，此则调胃，地位既异。且胸则维虚热

---

① 从三阴言转阳明者：语本喻昌《尚论篇·阳明经上篇》。

之气，故只消以栀豉降之。胃则必兼停滞，不得不取硝黄以击之耳。其曰承气者，盖承者，接也。肠胃之宿垢，逐次传下，惟气能送之之故。今气不能送，故以药承接之，与大小承气同义。曰调胃者，盖硝之性，软坚而精细，将军之智，大黄之性，直行而痛快，大将之勇也。总和之以甘草之平缓，而智名勇功，俱化于监军之仁慈恺恻中矣。喻氏既曰里实，又曰非下法也。夫既里实，安得不用下法乎？总由不知此方，为顺气之剂耳。

小承气汤

大黄四两　厚朴二两，去皮，炙　枳实二枚大者，炙

以上三味，用水四升，煮一升二合，去滓，分温二服。初服当更衣，不尔者尽饮之。若更衣者，勿服。

调胃承气汤

大黄四两，去皮，清酒浸　甘草二两，炙　芒硝半斤

以上二味，㕮咀，以水三升，煮取一升，去滓，内芒硝，更上微火煮，令沸。少少温服。大黄用清酒浸之者，取酒性浮缓之义。服法曰少少者，求其浸润，而且虞并力下行也，此正调字之妙用耳。

一二条　**阳明病，心下硬满者，不可攻之。攻之，遂利不止者死，利止者愈。**

阳明病，当就经腑俱病而言，心下硬满，明系太阳胸分之阳虚，而里阴痞塞之应。阳明之治例，先表后里，与太阳同。盖太阳表解后，方可攻里。与阳明之经解后，方可攻腑，其理一也。今阳明之经腑俱病，既属不可攻腑之候，却又太阳胸分以阳虚之故。而痞塞硬满，则其胃中之阳可知矣。万一攻之，胃阳几绝，而阳明之经邪陆续入胃，以乘其无关锁之势，与太阳之误下，而致协热之利颇同也。利不止者，阳气一去而不复，

故死。利止之愈，可推矣。

一三条　伤寒呕多，即有阳明症，不可攻之。

呕为胃腑之寒，亦为太阳之症未罢。阳明症，指腹中胀满而言。胃寒不宜攻下，攻下则痞甚。太阳之症未罢，不可攻下，攻下则结胸，故戒之。

一四条　食谷欲呕者，属阳明也，吴茱萸汤主之。得汤反剧者，属上焦也。

太阳之呕，在胸分有邪，欲逼胃口，而胃腑格拒不受之应，故曰上焦。阳明之呕，是胃腑虚寒，虚则力不能运，寒则气不能化，如重车不胜载，而有倾覆之象。食谷欲呕，是不食则不呕，明系阳明胃腑之虚寒而不能载，故以吴茱萸之辛热而降，生姜之辛温而散，扶其中焦之阳，而安辑其下焦阴逆之气，且以人参、大枣之甘温，补其虚耳，若得汤反剧，是增补其中焦欲上之气，而胸分之邪，压之而不得伸。故愈见格拒而欲呕也，则反剧矣。岂非病在太阳之上焦乎？是宜表散之中，大加半夏为当矣。

一五条　阳明中风，口苦，咽干，腹满，微喘，发热，恶寒，脉浮而紧。若下之，则腹满小便难也。

此是三阳阳明，当属并病。且只病经，而不病腑者也。盖口苦、咽干为少阳，腹满、微喘为阳明，发热、恶寒、脉浮紧为太阳。夫病经不病腑之理，已详篇首总辨。唯不病腑，故不陷阳明中土，蹈无所复传之险，惟单病经，故从隧道浅递三经，而见诸症。治宜小柴合麻黄桂枝各半汤为合。若误下之，则责胃腑之无辜，而腹愈满矣。夫下之后，腹满有二：一则里虚而表邪犯腑，其变与结胸几同；一则正虚而下阴动膈，其变与痞症无异，但曰腹满，盖兼此二症者而言也。小便难者，津液亡于误下故耳。

一六条　阳明病，脉浮而紧，咽燥口苦，腹满而喘，发热汗出，不恶寒反恶热，身重。若发汗则躁，心愦愦及谵语。若加烧针，必怵惕躁烦，则不得眠。若下之，则胃中空虚，客气动膈，心下懊侬，舌上胎者，栀子豉汤主之。若渴欲饮水，口干舌燥者，白虎加人参汤主之。若脉浮发热，渴欲饮水，小便不利者，猪苓汤主之。

此亦三阳阳明也。言三阳并病，只宜重在少阳，用小柴胡汤，以连里解表为是。况此症之阳虚阴弱，汗下烧针，尤在所禁乎？盖谓腹满而喘，发热汗出，不恶寒而恶热之阳明病，若脉浮紧，而太阳不解，咽干口苦，而少阳兼见者，此不得从太阳阳明为治矣。且身重是阳气衰微之应，汗出是津液短少之根。若从脉之浮紧起见，而误发其汗，则阳气愈虚，而有欲亡之象，故躁。胃腑营阴，虚于误汗，而心中之神明，失滋息之源，故愦愦及谵语也。若前症既具，即使不用表药，但加烧针以逼其汗，则心中之阳神既怯且热，将散乱而浮于卫表，故怵惕而不得眠。若前症既具，从腹满等症起见，而误下之，胃中之阳气空虚，则阴逆之客气动膈。胃中之阴津枯燥，则心中常郁怅懊侬矣。夫胃中阳气空虚，以致客气动膈，已立诸泻心之法。惟阴津短少，心中懊侬及虚火上浮者，不得不重申其例也。舌为心苗，胎则心液干，而虚阳上炎之应，故以栀子之苦降入心，以泻其升浮之火；香豉之淡渗解毒，以滋其燥已。若渴欲饮水，口干舌燥，则干热甚矣。以大寒重镇之白虎易栀豉，加以大补津液之人参，则扶水抑火之力，有更进矣。脉浮以下三症，主猪苓汤。尤仲景之独见若神也。盖脉浮、发热似表症；渴欲饮水，似在里之症；小便不利，似在里之下症。今从小便不利一症，则知渴欲饮水，因赤热之小水，抬高里热，以致渴欲饮水之里热，内衬外托，故致脉浮发热。猪茯苓之淡渗，济以甘胶之滋润阴水，监以滑石之重坠分理，使以泽泻之直透水中，与五苓之抽底乎面，同功而异用。故小便利，而大渴除，内火清，而外热敛矣。或曰：子言本汤，与五苓同功而异用。夫利水、解渴、除表热，所谓同功者，人尽知之，请问异用者何？予曰：二汤有毫厘千里之辨，只在阴阳上下间耳。五苓症，是热伤真阳，故用桂术者，醒脾以崇土也。猪苓症，是热伤真阴，故用胶滑者，镇浮以助水也。且五苓之泄渗，注意在上中二焦，清水之源也。猪苓之渗泄，注意在中下二焦，清水之流也。二汤可误用乎？观下条汗多而渴，胃中干燥，加胶滑之猪苓汤，且不可与，况桂术之五苓耶？可不慎与。

猪苓汤

猪苓去皮　茯苓　阿胶　滑石碎　泽泻各一两

以上五味，以水四升，先煮四味，取二升，去滓，内下阿胶，烊化消尽，温服七合，日三服。

一七条　阳明病，汗出多而渴者，不可与猪苓汤，以汗多胃中燥，猪苓汤复利其小便故也。

一八条　太阳病，寸缓关浮尺弱，其人发热汗出，复恶寒，不呕，但心下痞者，此以医下之也。若其不下者，病人不恶寒而渴者，此转属阳明也。小便数者，大便必硬，不更衣十日，无所苦也。渴欲饮水，宜少与之，但以法救之。渴者，宜五苓散。

太阳病，有因误下而似阳明者，不可作阳明治也。以如此，才是转属阳明的细处，小便数已下，正是治法，喻注舛错。盖谓太阳病，寸缓、关浮、尺弱之脉，发热汗出之症，与阳明颇同。但太阳恶寒，与阳明恶热异耳。今脉症虽似阳明，而恶寒则仍在太阳无疑。但太阳多呕，今又不呕，则阳明又似无格拒之力，而受邪矣。且心下有痞，与误下而表邪内入相类。故知病在太阳，其似是而非之阳明，以医下之，故太阳仍在，而仅略衰于内陷耳，此岂可以阳明之例治之耶？若太阳病未经下过，却又不恶寒而渴，不恶寒是热邪转属阳明之经，渴是热邪转属阳明之腑，才是阳明正病。小便数者，热邪内烁之应，故大便必硬。不更衣十日句，不欲急下之意，殆宽其期以俟成硬耳，与宜急下者有辨。盖阳明经腑交病，必俟经解后，方可攻里。犹言经邪未解，虽俟之十日，无害也。少与水者，即太阳上篇第二十条，和胃气之意，以法救之，所该甚广。如相其虚实，试以调胃之类，非止与水及五苓之意而已。

或问曰：十日不更衣，子言宽其期以俟成硬，与他经之宜急下者有辨，请问有说耶？答曰：太阳正传阳明之腑者，下之唯恐太早，早则经邪入腑；他经遗热阳明之腑者，明之唯恐或迟，迟则胃吸肾精，俱能致危笃死候。故用下之法，在阳明条中，反有多少叮咛，而于三阴却是一番直捷耳。

一九条　阳明病，脉浮而紧者，必潮热，发作有时，但浮者，必盗汗出。

言不恶寒恶热等之阳明病，脉宜在三四菽之中，而见洪缓者为合。今浮而且紧，是病脉不符。故知浮为阳明之浮，浮紧为阳明之浮紧。夫阳明之浮，是邪气向表，有欲解之象。阳明之紧，又是邪气凝结之征，乃浮紧并呈，紧以知其潮热，浮以知其发作但有时耳。若不紧而但浮，则以阳明之热气外蒸，醒则卫气足以包举，睡则卫阳一伏，明汗出如盗矣，呜呼！即一阳明之脉推之，真启我以无穷之悟矣。仲景于太阳条中，每从

营卫言风寒，至阳明以内五经，则绝然不提，自有妙理。喻氏
每每缠扰，令人可厌。盖营者，阴之华也。卫者，阳之苗也。
阴阳根于少阴两肾，历传脏腑，至阳明胃中，氤氲一变，结为
醴泉灵气，磅礴太阳，是为营卫。然则太阳中之营卫，阴阳之
变相，五经之阴阳，营卫之前身。于太阳言营卫，犹之入庙有
像，则拜汉寿亭侯。于五经中不言营卫，而处处暗伏阴阳，犹
之出庙无瞻，但尊忠义足矣，何喻氏之不能善读《内经》耶？

二〇条　阳明中风，脉弦浮大而短气，腹都满，胁下及心
痛，久按之气不通，鼻干不得汗，嗜卧，一身及面目悉黄，小
便难，有潮热，时时哕，耳前后肿，刺之少差，外不解，病过
十日，脉续浮者，与小柴胡汤。脉但浮，无余症者，与麻黄汤。
若不尿，腹满加哕者，不治。

弦为少阳脉，胁下及心痛，为少阳症，耳前后为少阳络。
浮为太阳脉，鼻干、不得汗、小便难、外不解为太阳症。大为
阳明脉，短气、腹满、按之气不通、一身及面目黄、潮热、时
哕为阳明症。嗜卧者，阳气内伏，有传入阴经之势，太少二阳
止一二症，而阳明之症独多。故曰阳明中风也，脉续浮句，对
嗜卧说，言阳气内伏而嗜卧者。今续得脉浮，是气有外出之机，
可以小柴胡汤汗之矣。此条是太阳递过阳明，传入少阳之症。
但太阳阳明脉症，全然未罢，又非传经常例可比，所谓三阳并
病者是也。夫三阳并病，其治例，原该连里解表为顺，故与小
柴胡汤，此系正治，至此已完。脉但浮，无余症者二句，又是
治主病一法。盖并病治例有二，受并之病重在太阳，则从太阳
用麻黄汤矣，不尿是肺气绝，腹满是脾气绝，加哕是胃气绝，
两脏一腑俱绝，药不能行，故曰不治。

二一条　阳明病，脉迟，食难用饱，饱则微烦头眩，必小

便难，此欲作谷瘅。虽下，腹满如故。所以然者，脉迟故也。

经曰：迟为在脏，阳明病脉迟，以多汗之故，胃中津枯，而脾阳衰弱故也。食不十分用饱，则脾阳犹能团弄食物，津液犹能滋润化生。今脉迟，而脾胃衰弱，故食难用饱。汗多，而胃液伤耗，故饱则微烦也。且食饱不能运化，胃实则肝气滞于上，而肺气不通于下，故头眩而小便难也。谷瘅者，腹满实而积成假热，下之，则胃中空虚，客气动膈，故如故。合炙甘、理中而两主之，其庶几乎。

二二条　阳明病，若中寒，不能食，小便不利，手足濈然汗出，此欲作痼瘕，必大便初硬后溏。所以然者，以胃中冷，水谷不别故也。

喻氏曰：瘕即溏泄，久而不止，则曰痼瘕①。此本《内经》甚是。

二三条　阳明病，初欲食，小便反不利，大便自调，其人骨节疼，翕然如有热状，奄然发狂，濈然汗出而解者，此水不胜谷气，与汗共并，脉紧则愈。

欲食则胃壮，小便不利则水蓄，乃水又以胃壮而不归并大肠，则水将从何处着落？今骨节烦疼而有热状，岂非水之因蓄，而泛其气于骨节，所以成热乎？发狂者，阳气郁而欲发，上逼胸分，以及神明也。汗出而解者，谷气送水，则仍以胃壮之故，与汗共并矣。脉紧，就阳明而言，与太阳之紧不同。盖阳明之脉本缓，紧则有发愤之象，故能与汗共并其水，则愈。

二四条　阳明病，不能食，攻其热必哕。所以然者，胃中虚冷故也。以其人本虚冷，故攻热必哕，本文自明。

---

① 瘕即溏泄……则曰痼瘕：语本喻昌《尚论篇·阳明经上篇》。

二五条　脉浮而迟，表热里寒，下利清谷者，四逆汤主之。若胃中虚冷，不能食者，饮水则哕。

经曰："浮为在表，迟为在里"①。脉浮，故表热；脉迟，故里寒。三阳治例，俱宜先表后里。今里寒而下利清谷，则脾胃之阳几绝。倘以脉浮表热而发其汗，不特不能作汗，将胃气解散，表里决离而死耳，故以四逆先温其里。下三句，言饮水尚能致哕，其禁攻下更可见矣。此即前条而申言其如重者，大概脉则浮迟，汤主四逆，亦补前条之所未及，而互言之也。

二六条　阳明病，但头眩不恶寒，故能食而咳，其人必咽痛。若不咳者，咽不痛。

此病阳明之经，而胃腑壮不受邪，以致邪从心下穿胁，而传少阳之腑，未出少阳之经，所以外皮犹是阳明，而里症公然少阳者也。盖阳明之经邪，不传少阳之经，故不恶寒。阳明之经邪，不灌阳明之腑，故能食。又少阳腑中之本邪，上逆于肺则咳，上冲于咽则痛，上郁于头则眩也。不咳，咽不痛者，以少阳之逆气，或上或下，并于一而不俱故也。以下数条，多言此种传变，故略注，以便于篇首总辨共参，则庶乎会其旨矣。是症宜主桂枝汤，愚意宜柴胡桂枝汤去人参，不咳去半夏。勉亭注。

二七条　阳明病，法多汗，反无汗，其身如虫行皮中状者，此以久虚故也。

虚指阴阳二者而言，阳明该多汗，今反无汗，是津液不足，不能化汗，以致其气徒串于皮中，而不能送出于表分，故如虫行之状，是其精气之衰而缓，故曰虚也。

① 浮为在表，迟为在里：语出《伤寒论·辨脉法》。

二八条　阳明病，反无汗，而小便利，二三日呕而咳，手足厥者，必苦头痛。若不咳不呕，手足不厥者，头不痛。

咳呕，固少阳症。手足厥，为厥阴症。胆藏肝叶，故少阳亦时见之。头痛者，少阳上逆之气也。言本阳明病，无汗，是阳明胃腑不受邪。小便利，是太阳膀胱不受邪，两经之腑俱安，而其经络之邪悉灌少阳。太正两阳俱罢，故见呕咳而厥。此亦从太阳阳明之经，而传少阳之腑者，但当入少阳柴胡症中为合。阳明病，不过其来路耳。

二九条　阳明病，下之，其外有热，手足温，不结胸，心中懊恼，饥不能食，但头出汗者，栀子豉汤主之。

阳明外有热而下之，其表热内陷，而成结胸，与太阳同。今不结胸，而见种种症候，是阴虚而阳气之下陷极者，反致上浮也。阴虚，故心中如失其所有而懊恼，阳气下极而反上浮，故手足温，善饥不能食，头汗出也。此降阳滋阴之栀子豉汤为的对矣，汤意详太阳篇中。

三〇条　阳明病，口燥但欲漱水，不欲咽，此必衄。

此但病阳明之经，而不病腑者。病经，故经血热极而口燥欲漱水。不病腑，故腑不热，而不欲咽也。口燥衄血者，以足阳明之经隧，起于头角之头维穴，厉口旁之地仓、夹车，手阳明之经隧，终于鼻旁、禾髎、迎香等穴，故热盛于口鼻耳。

三一条　脉浮发热，口干鼻燥，能食者则衄。

脉浮、发热、口干、鼻燥，是阳明之经邪甚重。倘胃气衰弱，经邪灌入，蒸其津液而自汗，则不衄矣。能食则胃气壮，而经表之邪，不能内侵其腑，况发热而脉浮，则其热更在上矣。故从其鼻窍而衄，以泻其热耳。

三二条　阳明病，发热汗出者，此为热越，不能发黄也。

但头汗出，身无汗，齐颈而还，小便不利，渴欲饮水浆者，此为瘀热在里，身必发黄，茵陈蒿汤主之。

黄者，蒸出火土之余色也。身汗不闭，发黄不成，小便不利，发黄不愈，两言其来去之路也。主本汤者，茵陈气重味苦，气重则散，味苦则降，佐以苦寒之栀子、大黄，利去其正赤之小便，则向之瘀热在里者，今为之热越于下矣。客曰：此方汤后明明曰，小便当利，尿如皂角汁。又条中治黄之法，正意只是利小便。夫利小便，有五苓、猪苓二汤，何以不用而反用此也？又大黄味苦，而性直气寒，为胃与大肠之利药。人尽知之，即栀豉汤后曰，旧微溏者，不可与，则栀子亦属利药甚明，说利小便而用者，系利胃与大肠之品，却又大便偏不泻，而利出正赤之小便，此不解者又一也，敢请。余曰：五苓、猪苓之症，水为病而成热，水去则热退，故止治水，不必治热。此症系热为病，为闭蓄其水，且煎炼之，故乘火而水泛土浮，以致发黄。若徒去其水，而热犹在，则可再闭而再炼耶，况并不得去其水乎，故此汤专治热，而兼去其热水也。且阳明一见自汗，便禁五苓。阳明汗多而渴，并禁猪苓，恐渗泄其真液故也。试问此症，而犹可以渗泄其液乎？故不用彼而用此者，有天壤之隔也。至于辨论古方，其法有二。知此二法，以察古方，其意庶可见矣。一则用正法，盖从君药也，用多用重，尊之为君。经曰：主病之谓，其余为臣为佐，少用轻用，则不得不随所向而成君绩。此唐虞盛世，君令臣共，如麻桂等，以及此汤是也。一曰变用法，盖从臣药也，主病之君药，酌量用之，或升或降，用二三臣佐，违其偏执之性，监之而行，及其成功，亦归君主。此伊霍之大臣，裁成辅相，如真武、小青龙等汤是也。二义见汤下，今就茵陈而言其正用可也。茵陈味苦，性寒而气芳香，气分之阴药也。苦寒为降，芳香为散，降而散之，其功在行气，而使之下泄于膀胱小肠之间者，多用而尊之为君。然后以降膻中之热之栀子，凉脾土之热之大黄佐之，则栀黄之苦寒，俱随君主气化之用，而不敢自任其直走大肠之性矣，故黄从小便出，客为之拍案叫绝。

茵陈蒿汤

茵陈蒿六两　栀子十四枚，劈　大黄二两，去皮

以上三味以水一斗，先煮茵陈，减六升，内二味，煮取三升，去滓，分温三服。小便当利，尿如皂角汁状，色正赤，一宿复减，黄从小便去也。

三三条　阳明病，面合赤色，不可攻之，必发热。色黄，小便不利也。

面为阳明之应，赤色则水不足而火有余。攻下则津液愈伤，而火气更盛，故发热色黄，而小便不利。

三四条　阳明病，无汗，小便不利，心中懊侬者，身必发黄。

懊侬属干热，注见栀豉汤下。

三五条　阳明病，被火，额上微汗出，小便不利者，必发黄。

风寒发黄一症，其根种于太阳，其势成于阳明。其先由于阴津不足，而阳火有余，其终变为内火燔炙，而外水聚炼者也。盖太阳膀胱，热邪客之，则癃闭而不利。于是衬高胃饮，而停其渗泄，不传阳明。上则为水结胸症，下则为奔迫下利之症。若传入阳明，而胃腑又为热邪所据，热饮相搏，土气乘热湿而发黄，故曰种于太阳，成于阳明也。又胃中津液充足之人，热邪搏之，轻则蒸为自汗，重则奔迫下利，津液从汗利而下，热

邪亦从汗利而衰，俱不能发黄。惟津液不足，热邪逼之，竟无汗利之材料，于是久而愈热，不得不引外水以自救。且因热癃闭，而小便不利，以致燔炙煎炼，而成极热极湿之候，将湿以滞热，热以蒸湿，渗泄周身而发黄。故曰由于阴津不足，而阳火有余，变为内火燔炙，而外水聚炼也。此瘀热郁热之症，故立茵陈一汤者，但热者寒之，瘀者决之，郁者散之之意也。

三六条　阳明病，下血谵语者，此为热入血室，但头出汗，当刺期门，随其实而泻之，濈然汗出则愈。

　　风寒血结一症，太阳与阳明有辨，男子与女人有辨。若不细读《灵》《素》，则愦愦也。太阳热结膀胱，膀胱与大肠贴近，东邻失火，祸及西邻，故大肠血结，已详太阳注中。若阳明之血，上与膻中相贯，乃胃中津液，化赤而蒸于膻中，以滋心脏者也。胃得热邪，胃中血结，因而热蒸膻中，则膻中之血亦热。是太阳之血低，而阳明之血高也。男子之血，根于胃腑，藏肝、统心、灌肾、滋肺，以及诸腑之外，则禀心而注脉散络，盖藏而不泻者也。故积其余气，由本经上行而络唇口，比女子独多须者此也。若夫女人之血，其生处，以及藏、统、灌、滋，与男子俱同。但其胞络别支，与冲任相贯，即系胞之处，是为血室。冲任之脉络，下通廷孔。廷孔者，《内经》谓在溺孔之端者①是也。血满血室，则气机下并，而下其血为月水，女人有之，男子则无。女人病前值行经，血室一空，热邪乘空入之，与陷胸同义。病后值行经，血室一动，热邪乘势入之，与烧针同理。男子之血不动，故不空，亦何热入血室之有？且男子于太阳病，则血结大肠；于阳明病，则血瘀胃腑，俱可从大便而

---

①　溺孔之端者：语本《素问·空骨论》。

下，故皆用硝黄。女人热入血室，血当从小便之廷孔而下，则于抵当之硝黄为无谓矣，故曰刺，曰随其实而泻之。知此，则喻氏所言男子阳明经病，下血而谵语者，亦为热入血室一语，可以不辨而自明矣。此条专指妇人之症，下血，当指尿血而言。期门，注已见。随实而泻者，非下其血之谓。言阳明表实，则主葛根；少阳表实，则主小柴，观下文濈然汗出句自见。盖治血室之热以刺；治表实之热者，仍以汗出也。

三七条　阳明病，其人喜忘者，必有蓄血。所以然者，必有久瘀血，故令喜忘。屎虽硬，大便反易，其色必黑，宜抵当汤下之。

此条兼男女而言者也。女人除热入血室之外，其胃与大肠结血，与男人同。胃中结血，热蒸膻中，则神明之路燥涩，故喜忘。胃有瘀血，血主润，故大便反易；得败血之余色，故黑。汤意见太阳注。

三八条　病人无表里症，发热七八日，虽脉浮数者，可下之。假令已下，脉数不解，合热则消谷喜饥，至六七日不大便者，有瘀血也，宜抵当汤。若脉数不解，而下利不止，必协热而脓血也。

喻氏曰：虽云无表里症，然发热，脉浮数，表症尚在。其所以可下者，以七八日为时既久，而发热脉数，则胃中津亡，不得不用下法，如大柴之类。若下后脉数不解，胃中热炽，当消谷善饥，乃谷食既多，而至六七日不大便，其非气结，而为血结明矣，所以亦宜抵当也①。若大柴下后，脉数不解，而下利不止，则不宜抵当之峻，但消息以清其血分之热邪。若血分

① 虽云无表里症……宜抵当也：语本喻昌《尚论篇·阳明经上篇》。

之热邪不清，必致协热而便脓血矣，此解颇是。其谓消息以清其血分之热邪则非。盖治协热，则太阳误下中有例；治脓血，则少阴桃花汤有方，合二者而详审其方意，可以知清解热邪之语为误矣。协热，注见太阳桃花汤，方意详少阴条中。

三九条　病人烦热，汗出则解，又如疟状，日晡所发热者，属阳明也。脉实者，宜下之；脉浮虚者，宜发汗。下之宜大承气汤，发汗宜桂枝汤。

此条言太阳烦热汗解，又如疟状，日晡潮热，此系转属阳明，但宜看其在经在腑。脉实为在胃腑，宜下；脉浮虚为在阳明之表，宜汗。喻氏谓虽入阳明，尚恐未离太阳，故必辨其脉，此说不合。盖仲景于桂枝一汤，直用到底，不必单是太阳；盖五经之表，其经隧俱出而逮于太阳之所该管故也；盖本文言太阳，则曰汗出则解，言日晡如疟，则曰属阳明也。紧接脉实宜下，脉浮虚宜汗，则实与浮虚俱指阳明而言，与太阳无涉。脉实为阳明腑病，故宜下；脉浮虚为阳明经病，故宜汗。喻氏牵扯太阳，只因阳明禁汗一语，自误耳。

阳明经中篇

喻氏以已离太阳，未接少阳，谓之正阳阳明①，列于此篇。盖谓正阳阳明，俱以下为治例，谬甚。夫太阳已罢，少阳未传，而阳明本经之表症悉除，但剩内实一症者，则所谓正阳阳明。下之，固为无弊。若正阳之表症尚在，而仅无太少二阳之候，且见内实者，倘遵其禁汗一语，任其表热，则津液因表热而愈干。既为死候，若不顾表热，而遵其攻下一法，则内空表陷，

----

① 已离太阳……阳明：语本喻昌《尚论篇·阳明经中篇》。

而成结胸者多矣。

一条　阳明之为病，胃家实是也。

此总六经而言。盖传入阳明之腑，固是胃实之阳明病，其余五经流遗，热燥于胃，而胃实者，俱为阳明病，亦属为下症。细读六经论文自见，非有意与嘉言二三也。

二条　伤寒三日，阳明脉大。

三日，乃传过阳明之候，道其常也。阳明之脉本缓，缓者，宽裕之貌。盖缓中原有大之体格，今邪犯之，则本相全露矣，故大。

三条　伤寒，发热，无汗，呕不能食而反汗出濈濈然者，是转属阳明也。

发热、无汗、呕不能食，原属太阳伤寒症候，今反忽然汗出，而病又不解，是病邪去太阳而入阳明，蒸出津液，故曰属阳明。

四条　伤寒，转系阳明方解，故濈然微汗出也。

承上文而申说汗出之故。方解，指太阳之卫气并毛孔而言。盖寒邪在太阳，卫气拘紧，毛孔凝闭，故无汗。转入阳明，寒去太阳，则太阳无病，而卫气毛孔，方为开解，故濈濈然汗出。喻注，谓热呕止，是言通体俱解，误。夫太阳不传阳明，有六七日自汗而愈者，岂有才转阳明，即热除呕止，而尽解者乎？

五条　太阳病三日，发汗不解，蒸蒸发热者，属胃也，调胃承气汤主之。

此太阳病未罢，而阳明之邪，经腑俱满，以葛根汤发汗，则太阳既罢，而阳明经之邪已微。其所以发热者，胃腑之邪蒸于外，而为肌肉之热耳，故调其胃，此退火止沸之理也。

六条　阳明病，本自汗出，医更重发汗，病已差，尚微烦

不了了者，此大便必硬故也。以亡津液，胃中干燥，故令大便硬。当问其小便日几行，若本小便日三四行，今日再行，故知大便不久出。今为小便数少，以津液当还入胃中，故知不久必大便也。

此经腑兼病之阳明，以葛根汤重发汗，故差。然阳明首重津液，故虽差而津液已亏，便硬微烦矣。问其小便，此大关也，数少者，太阳中所谓勿治之，是则不数少者，尚酌量于诸承气汤中矣。

七条　阳明病，自汗出，若发汗，小便不利者，此为津液内竭，虽硬不可攻之，当须自欲大便，宜蜜煎导而通之。若苦瓜根及猪胆汁，皆可为导。

阳明内实有二，热邪入胃，胃液有立尽之数，故当急下以救其津液。此则邪止在经，因自汗出，而又发其胃中之汗，津液在垂亡，故硬实耳，与胃中热邪结硬者不同，故变承气而用导其下截，以俟其津液自生，而渐通耳。方论见方下：

蜜煎导方

蜜七合，一味，内铜锅中，微火煎之，稍凝似饴状，搅之勿令焦，看捻可丸，并手捻作，捉令头锐，大如指，长二寸许，当热时急作，冷则硬，以内谷道中，以手急抱，欲大便时，乃去之。

猪胆导方

大猪胆一枚，泻汁，和醋少许，以灌谷道中，如一食顷，当大便出。

凡攻下等方，固有高下。已悉太阳十枣、陷胸注下，其上中二焦，原无热邪结聚，不过大肠血少，艰涩难下，或大肠热闭，结而难行。若用承气诸药，直从胸胃攻下，是伤无辜，而食少、腹胀之病作矣。故血少者，用蜜导以润之；热结者，用胆导以泄之。庶乎大便行，而于胃腑无伤也。猪胆苦寒善渗，和醋少许者，酸以敛其上渗耳，不尔，少腹将作痛矣。

八条　阳明病，脉迟，虽汗出不恶寒者，身必重，短气，腹满而喘，有潮热者，此外欲解，可攻里也。手足濈然而汗出者，此大便已硬也，大承气汤主之。若汗多，微发热恶寒者，外未解也，其热不潮，未可与承气汤。若腹大满不通者，可与小承气汤，微和胃气，勿令大泄下。

脉不数而迟，是脉已解；不恶寒，是表已解。脉与表俱解，既在可以攻里之候，而身重、短气、腹满、喘、潮热五症，又是里实之验，故曰外欲解，可攻里也。身重者，胃实而脾阳不发舒也；短气者，胃实而肺气不下利也；满，属脾病；喘，属肺病；腹满而喘，又举脾肺中之一耳。潮热者，其热如潮信，去来有时。盖其去，为表邪欲解之应；其来，为胃热蒸出之应也。言如果验是胃实，才可用大承攻下；若表邪未解，断不可攻，以致结胸与痞之变，纵或大满，而万不得已，亦不过用小承气①以微和胃气耳。

大承气汤

大黄四两，酒洗　厚朴半斤，去皮　枳实五枚　芒硝二合

以上四味，以水一斗，先煮二物，取五升，去滓，内大黄，煮取三升，去滓，内芒硝，更上微火二沸，分温再服，得下，余勿服。

王海藏曰：朴去痞，枳泄满，硝软坚，黄破实，谓必痞、

---

① 气：原脱。据方名补。

满、燥、实之四症全，而后可用，不易之论也①。

九条　病人不大便五六日，绕脐痛，烦躁，发作有时者，此有燥屎，故使不大便也。

此言未经下过，相其有如此之下症，即宜下之，弗得因循，此下之正病也。

一○条　大下后，六七日不大便，烦不解，腹满痛者，此有燥屎也。所以然者，本有宿食故也，宜大承气汤。

言纵经下过，至六七日不大便，犹宜再下之。

一一条　病人小便不利，大便乍难乍易，时有微热，喘而不能卧者，有燥屎也，宜大承气汤。

言大便虽有，而乍难乍易。其乍易者，以小便不利所致；而于难处，知其可下，谓不可因时见大便而不下也。

一二条　阳明病，潮热，大便微硬者，可与大承气汤；不硬者，不可与之。若不大便六七日，恐有燥屎，欲知之法，少与小承气汤，汤入腹中，转失气者，此有燥屎，乃可攻之。若不转失气，此但初头硬，后必溏，不可攻之，攻之必胀满不能食也。欲饮水者，与水则哕。其后发热者，必大便硬而少也，以小承气汤和之。不转失气者，慎不可攻也。

胃实为急症，大承为峻药，当下则下，不下则津枯；不当下而下，则阳败，故以小承试之，并和之也。

一三条　阳明病，下之，心中懊憹而烦，胃中有燥屎者，可攻。腹微满，后必溏，不可攻之。若有燥屎者，宜大承气汤。

以大承下之，病不除者，犹宜大承气也。

一四条　得病二三日，脉弱，无太阳柴胡症，烦躁，心下

---

① 朴去……不易之论也：语本清·徐氏（佚名）《伤寒方论·下剂》。

硬，至四五日，虽能食，以小承气汤，少少与，微和之，令小安，至六日，与承气汤一升。若不大便六七日，小便少者，虽不能食，但初头硬，后必溏，未定成硬，攻之必溏。须小便利，屎定硬，乃可攻之，宜大承气汤。

无太阳柴胡症，犹言太阳无桂麻症，少阳无柴胡症之谓。此条所谓太阳遗热之阳明，非传入阳明之正例也。盖因二三日，即见弱脉，即无表症，是于二三日内，已从太阳自愈矣。其烦躁，心下硬，不过从太阳胸分，逼入胃口耳，为日未久，又非正传，故仅少少与小承气，必至六七日，乃与一升。若至六七日而小便还少，当俟其定硬，然后攻之耳。能食不能食，非辨风寒也。盖因胃虚之人，多不能食。今虽能食，不可不预防胃实之渐，又小便少者，虽不能食，倒似胃实之象，但小便渗入胃中，必是初硬后溏，又不可因不能食，而误认为成硬也。喻注瑕瑜并见。

一五条　阳明病，不吐不下，心烦者，可与调胃承气汤。

未经吐下，胃中津液似无亏损，但心烦一症，其人平日胃液素短可知，故宜调胃以令小安也。

一六条　阳明病，谵语发潮热，脉滑而疾者，小承气汤主之。因与承气汤一升，腹中转失气者，更服一升，若不转失气者，勿更与之。明日必大便，脉反微涩者，里虚也，为难治，不可更与承气汤也。

谵语、潮热是下症，疾者数脉之减，滑为热逼津液内结之应，又下脉也，故主小承气汤。服汤而转失气，是药不胜病，故可更服。若不失气，又是滑为阳虚，疾为阴虚之脉，故不可更与之。若服汤后，而既不大便，且脉之滑者变微，疾者变涩，是微为无阳，涩为无阴，故曰难治。

一七条　夫实则谵语，虚则郑声。郑声，重语也。

郑声，长沙自注为重语，即儿童背书不熟，重念其上句之象。今老年病家，多以一言而重三叠四连述者是也。盖虚则神明不能下烛，其断续处，有如此之支梧耳。喻注，声出重浊①，此正先轻后重，为内实谵语之渐，非郑声也。

一八条　直视谵语，喘满者死。下利者，亦死。

目之为用，光明属火，流动属水，直视则肾脏垂绝矣。语之所出，神明具灯象，津液具膏象。谵语，则胃腑干枯矣，二者相兼已为危候，况喘则肺金受伤，而肾无滋息之源；满，则脾土复坏，而胃无运动之气，故死。若直视谵语，纵不喘满，但下利者，亦主死。此条总重在阴气上言，肾枯胃燥，竭其源者，死。决其流者，亦死。

一九条　发汗多，若重发汗者，亡其阳。谵语，脉短者死。脉自和者不死。

亡阳，就津液而言，阳明首重津液，于太阳过汗，至阳明而重发其汗，则津液干而谵语矣。更见脉短者，草枯而卷，木干而结之象，故死。言不必如上条之症具，先见于脉者，有如此也。喻氏门人问答，以亡阳二字为阳虚，欲与四逆汤。喻氏模糊答之，不明指出亡阳为亡阴中之津液，而谵语为津竭之症，俱失也。

二〇条　阳明病，其人多汗，以津液外出，胃中燥，大便必硬，硬则谵语，小承气汤主之。若一服谵语止，更莫复服。

二一条　伤寒四五日，脉沉而喘满，沉为在里，而反发其汗，津液越出，大便为难。表虚里实，久则谵语。

---

① 声出重浊：语出喻昌《尚论篇·阳明经中篇》。

此条当入太阴，盖四五日，是传太阴之候。喘满，又手足太阴之症。况脉沉，又非可汗之诊，反发其汗，故津液越出而大便难，表虚里实而谵语矣。喻氏曰，其不出方者，亦即上条承气之互意也①，甚当。

二二条　伤寒若吐若下后不解，不大便五六日，上至十余日，日晡所发潮热，不恶寒，独语如见鬼状。若剧者，发则不识人，循衣摸床，惕而不安，微喘直视，脉弦者生，濇者死。微者，但发热谵语，大承气汤主之。若一服利，止后服。

此条当重看伤寒二字。伤寒当以汗解，乃误用吐下，徒竭其胃中之真液，故不解。而且致变若此也，不大便，潮热，独语如见鬼状，皆胃液枯槁之症；不识人，循衣摸床，上焦干燥，神明无依，又手少阴心液欲绝之征也。上中二焦之津已竭，而取资于下，则肾水悉索奔命，故微喘、直视，此种症候，九死一生，但看下焦，肾部阴液之虚实而已。实则脉见弦，弦中具滑象也，故生。虚则脉见涩，涩则体短也，即前三条脉短者死之义，故死。微者以下，又另承吐下不解来，言吐下而伤其胃液，剧者如彼，微者但发热谵语，则危机已伏，当以大承急救其津液矣。

二三条　汗出谵语者，已有燥屎在胃中，此为实也，须下之，过经乃可下之。下之若早，语言必乱，以表虚里实故也。下之则愈，宜大承气汤。

太阳之邪，些小传入阳明；阳明之经邪，些小传入胃腑，俱谓之不过经。过经者，太阳与阳明两经，经表之邪，尽情灌入于胃，而两经表症悉罢之谓。若不俟过经而早下之，则从前

---

① 其不出方……互意也：语本喻昌《尚论篇·阳明经中篇》。

先入胃腑，些小之邪虽去，而太阳阳明未过经之表邪，因胃中一空，悉行坐入，反成表虚里实之势，故不得不用再下。若俟其过经，则一下而尽下矣。知此，则喻氏之通因通用，将错就错，为何语耶？

二四条　阳明病，谵语有潮热，反不能食者，胃中必有燥屎五六枚也。若能食者，但硬耳，宜大承气汤。

执定谵语、潮热二症，虽能食不能食，为燥屎及但硬之分，其总宜大承则一也。

二五条　阳明病，发热汗多者，急下之，宜大承气汤。

此条，全重在汗多二字。盖汗多者，胃中津液有不尽不止之势。下之，则里空而气从内敛，故汗可止，又不但热势从大肠而出已也，故宜急下。大凡汗多者，其热必潮。即使表邪未解，而汗多之后，其热必微。今汗多而仍发热，则知发热为内热所蒸，故可放胆下之。

二六条　发汗不解，腹满痛者，急下之，宜大承气汤。

二七条　腹满不减，减不足言，当下之，宜大承气汤。

不解，为发热也。发汗不解，而反腹满痛，则不解非表邪，因腹中热结满实，衬托外浮而热者，故宜急下。腹满不减，因宜大承气。即减去几分，亦算不得，犹宜大承。总见腹满实，非下不可。

二八条　伤寒六七日，目中不了了，睛不和，无表里症，大便难，身微热者，此为实也，急下之，宜大承气汤。

目中不了了者，神气内结之象；睛不和者，不十分流动也。表指壮热、头痛、恶寒而言；里谓烦渴，胀满之类。夫胃实则神不外清，液干则精不上灌，故目不了了，而睛不和。言既无壮热等之表症，又无烦渴等之里症，但见一大便难，即宜急下。

盖迟则恐变为直视谵语之死候也，或问曰：仲景阳明诸论，曰待其成硬，曰试以小承气。多少迟徊，及至目中不了了一条，痞硬满实，既不一见，且无手足自汗、潮热、谵语、喘痛等候，反用大承气急下，何也？答曰：仲景阳明论条，婆心最切。其精细似重复，而非重复也；其首尾似矛盾，而非矛盾也。盖因病人本来之阴阳有盛衰，而胃中所存之食物有多寡，故可下之症有三，而或缓或急，成一定之例矣。何谓下症有三？曰胃实，曰成硬，曰燥屎是也。自汗，既多津液伤耗，热邪逼之，糟粕不溏，是名胃实。候表既解，待其成硬而攻之，则盛热以当寒药，胃阳不伤，斯合正法。其有阴液素短，必不可待，待则亡阴。故有不等成硬，少与调胃等例。如已至成硬，大承气攻之，泮然冰释，何快如之！然又有胃阳甚微，如脉迟，及饮水则哕等症，虽遇成硬，又不敢用大承，而用小承以试之和之，所以千回百虑也。至于成硬之后，又延时日，则胃中燥屎，又非成硬比。夫然后独任大承，而无顾虑耳，是未实而先与调胃小承者，以其阴虚，故预防而存其阴也；已实而犹欲试之和之者，以其阳虚，故酌量以养其阳也，此仲景之所以迟徊者此也。夫中风能食，胃多宿垢，屎若定硬，痞满坚实，以及喘痛，其下症犹为易辨。若夫伤寒不能食，胃中停滞原少，四症不形，喘痛未见，大便虽难，医多忽略，因循时日，不为攻下，以致阴亡津竭者多，故另立此法。言津液短少之人，往往不显满痛等症，但看目睛昏迟，便宜急下。盖以其胃中原无多余停滞，故不早显可下诸症，以致担延，其可再缓乎？喻氏曰：阳明之脉络于目，络中之邪且盛，则在经之邪更可知①。夫本文不曰无

---

① 阳明之脉……更可知：语本喻昌《尚论篇·阳明经中篇》。

表里症乎，若果经络之邪甚盛，仲景何以谓无表里症耶？且经络之邪盛，已犯未过经而早下之禁矣。

二九条　阳明病，欲解时，从申至戌上。

解者，谓阳明经表之热邪解散。盖言汗也，从申至戌，为阳明之旺时，故解。若云自利，而腐去邪解，经曰：脾家实，腐秽当自去，又当解于太阴之旺时，从亥至丑矣。

三十条　脉浮而芤，浮为阳，芤为阴，浮芤相搏，胃气自热，其阳则绝。

其阳，亦指津液中之阳液言，而浮芤为阳明中之浮芤，与他经无涉。故断曰：浮则胃气自热；芤则其中之阳液已绝也。此条乃伤寒胃实之死脉。盖阳明沉实，为可下之脉。浮而兼芤，不下，固亡阴；下之，亦亡阴也。

三一条　趺阳脉浮而涩，浮则胃气强，涩则小便数，浮涩相搏，大便则难，其脾为约，麻仁丸主之。

趺阳，即阳明也。以其在两阳之间，故曰阳明。又其对太阳而言，趺于太阳之内，故又曰趺阳也。胃气以阳德之盛衰为强弱。脉浮者，阳盛也，故知胃气强。小便数者，非平常数之谓，盖指通利而遍数勤也。胃脉涩，则知胃中不余外水，而小便利且多也。浮为阳盛，涩为水短，故曰浮涩相搏，大便则难，脾约之症。喻氏谓：约者，省约也。脾土过强，将胃中所受之谷，约为一二弹丸①，甚是。但仲景《辨脉》条曰：脉浮而数，能食不大便，名曰阳结。盖谓原有禀赋脏气之干热者，非病邪也。脏气已自干热，一伤风寒，风为阳热，寒能化热，即于太阳经中，便有肠胃枯干之症，故曰太阳阳明者，脾约是也。以

① 约者……约为一二弹丸：语本喻昌《尚论篇·阳明经下篇》。

其为脏气之偏，既不可顿下，且邪在太阳阳明之界，又不许大下，而其肠胃干枯之急，却不容待，故立麻仁丸一方者，以滋润肠胃之麻仁为君，以清理结热之大黄为臣。大凡脾约者，肺遂不清，故用朴杏之降润者为佐。大凡脾强者，胸必多热，故以枳实之散泄者为使。加芍药者，脾为脏阴也，取其引至太阴耳。

麻仁丸即脾约丸

麻子仁二升　芍药半斤　大黄一斤，去皮　枳实半斤，炙　厚朴一斤，去皮，炙　杏仁一升，去尖熬作脂，去皮

以上六味为末，炼蜜为丸，桐子大，饮服十丸，日三服，渐加，以知为度。

阳明经下篇

喻氏曰："凡外邪已趋少阳，未离阳明，谓之少阳阳明，列于此篇"[1]，其意以为少阳阳明，除发汗利小便，以致胃燥烦实者，必不可下，误甚。详本经上中二篇之首。

一条　阳明病，发潮热，大便溏，小便自可，胸胁满不去者，小柴胡汤主之。

此阳明欲罢，而为少阳之正病也，盖胃实，能潮热，表邪欲解，亦能潮热。今潮热而大便溏，小便自可，则非胃实之潮热，而为阳明之表邪欲解明矣。况胸胁满，的是少阳之气所致，故主小柴胡汤。本文宜入少阳为是。

二条　阳明病，胁下硬满，不大便而呕，舌上白苔者，可与小柴胡汤。上焦得通，津液得下，胃气因和，身濈然而汗出

---

① 凡外邪……列于此篇：语出喻昌《尚论篇·阳明经下篇》。

解也。

胁下乃少阳之分部，硬满为少阳之逆气，虽有不大便一症，而呕与白苔者，不可攻，故以小柴胡清理少阳之逆气。气平，而胁下之硬满亦平矣。上焦气逆，则津液不下，故不大便，非有宿食也。津液下，而胃气和，表解于濈然汗出，里解于胃和自下矣。

三条　问曰：病有太阳阳明，有正阳阳明，有少阳阳明，何谓也? 答曰：太阳阳明者，脾约是也；正阳阳明者，胃家实是也；少阳阳明者，发汗利小便已。胃中燥烦实，大便难是也。

太阳阳明等三句，疑上古医经之文，仲景借为问答者。见阳明胃腑，为水谷之海，其津液，与他经有休戚相关之势，不可不防微杜渐。言三阳以例三阴也，不言不可下可下者，以其法备诸条也。叔和取此冠阳明之篇首，并无谬处。嘉言反后其文而訾议之，且曰当日之间，乃问三阳经中下症。所以答云：太阳阳明之可下者除是此，少阳阳明之可下者除是此，舍此别无下法。其实二者，反是不可下不必下之症，而二经阳明之可下当下者，正多也。总是嘉言之自误者，以太少二阳之阳明，必然禁下一语，横于胸臆耳。六经俱有阳明，俱有下症，已见总辨。其答客难之论，强扭强捏也。

附少阳等转阳明五症

少阳及三阴，原有阳明下症，喻氏曰转，则误也。热病论曰：食肉则复，多食则遗。当曰少阳遗阳明为合，然已见各经论中，分阳明三篇，已为蛇足，附此则足上加足矣。

少阳阳明者，发汗、利小便已，胃中燥、烦、实、大便难是也。已具阳明可删。

服柴胡汤已，渴者，属阳明也，以法治之。可删。

伤寒，脉浮而缓，手足自温者，是为击在太阴。太阴者，身当发黄。若小便自利者，不能发黄。至七八日，大便硬者，属阳明也。可删。且七八日已上七句，是太阴原文。大便硬者二句，杜撰添上，故分别录。

少阴病，六七日，腹胀，不大便者，急下之，宜大承气汤。可删。

下利谵语者，有燥屎也，宜小承气汤。已具厥阴，可删。

少阳经总说

少阳主相火，相者，宰相之义。盖其奉心阳而下颁，譬彼传令，领肾气而上贯，仿之陈谟，故与手经三焦同治，自其本气之受于心肾，而掌上升下降外出内入之机也，故曰少阳为枢，但两阳受气，阳多于阴，得火化之正，故胆中精汁，苦而极贵，而以辛温发散为禁也，其性急，故脉弦，其隧道从目锐眦循头角，下耳后厉肩，由胁里过季胁，行膝下正外臁，故外症则见目眩而赤、耳聋肩重、胁满季胁胀、足外臁痛且热。其署胁也，胸与之通，故其热邪上逆，则胸烦呕渴而嗽，又胃外上逆之热，能令胃中之气不下运，故善肌而不欲食也，又胁下与腹逼热邪下逆，则附于腹，故时痛而下利，且能传太阴之脏也。其本乡属胆，得热而上泄，故口为之苦，且肝胆连属，故又能近传厥阴也。日窠大者，胆乃横，其见于面部者，鼻左旁目内眦下二指，正与胃部相对。其本色，则青如翠羽者，吉。红则为热，上锐则上逆，下锐则下逆，热甚而逼干胞精，善言语者死不治。其音角徵。角者，小坚而长也。少阳为阳腑，见徵为未解。带羽者为欲愈。

一条　伤寒五六日中风，往来寒热，胸胁苦满，默默不欲食，心烦喜呕，或胸中烦而不呕，或渴，或腹中痛，或胁下痞硬，或心下悸，或小便不利，或不渴，身有微热，或咳者，小柴胡汤主之。伤寒中风有柴胡症，但见一症便是，不必悉具。（《尚论》将汤后加减略去分两。入此，令仍归汤后可放。）

伤寒五六日中风，犹言伤寒中风至五六日之谓。下文伤寒中风云云，可证。往来寒热者，少阳为枢，常司转运表里之任。

今邪气传之，则不能转运，而自为起伏，伏则从阴故寒，起则从阳故热。夫起伏阴阳，虽消长之寒热，然亦其不得为枢，而自为反复，故寒热常往来耳。胁为少阳之部署，少阳上逆，故满。胸，虽太阳之分，与胁相通，故胁满，而甚则胸亦满矣。少阳之气逆于上，故胃中不和，而不欲饮食。此当与阳明下篇第二条参看，则不欲食之理自见。默默，胃家无动机之象，正不欲饮食之注脚也。胃无阳津上供心主，故烦。少阳木邪，欲乘所胜，故喜呕。胸中干烦者，热邪从胁而注之之应。少阳之邪，既上逆于胸胁，则不中凌于胃，故亦有不呕者，或渴者，津液自短，而又为少阳热邪所烁也，亦即少阳阳明，所谓发汗、利小便而大便难之根也。腹中原自有寒，少阳之邪因其寒而下搏之，故痛。方后去黄芩，自悉，胁下痞硬，即上文苦满之甚者。盖将下焦阴寒之气，与热邪而俱逆故也。心下悸，心中之阳虚也；微热，为长热而微，非往来寒热之义；咳则从胁灌胸，而肺张也。总之少阳为枢，主内外出入，上升下降之机。今乘风寒之邪，则其气俱逆，外逆上逆，则为痞满，为不欲食，为心烦及悸，为呕，为微热，为咳，为渴等症；下逆内逆，为腹痛，为寒逆，为小便不利，为自利等症。上下俱逆，其症悉具矣。然气机从并，上逆则下症不具，下逆则上症不具，故曰但见一症即是，不必悉具也。主小柴胡汤者，以参、姜发舒伏匿在下之阳，以芩、半降敛怫郁在上之阴，以清轻芳香之柴胡为君，而引之出表。夫然后以甘草、大枣留连而接续之，则邪去而阳升阴降，其释然解也宜矣。

小柴胡汤

柴胡半斤　黄芩三两　人参三两　甘草三两　半夏半斤，洗　生姜三两，切　大枣十三枚，劈以上七味，以水一斗二升，煮取六升，去滓，再煎，取三升，温服一升，日三服。

加减法

若胸中烦而不呕者，去半夏、人参加栝楼实一枚；若渴者，去半夏加人参，合前成四两半，栝楼根四两；若腹中痛者，去黄芩加芍药三两；若胁下痞硬，去大枣加牡蛎四两；若心下悸，小便不利者，去黄芩加茯苓四两；若不渴，外有微热者，去人参加桂枝三两，温服取微汗愈；若咳者，去人参、大枣、生姜，加五味子半升、干姜二两。

半夏降逆气，人参助气生热，烦为有热邪，不呕为不上逆，故俱去之，栝楼实清膈中邪热，故加之；渴者，津液必亏，半夏燥，故去之；人参、栝楼根生津液，故加之；腹中痛者，其人本有寒气在腹，故引少阳之邪入而作痛也，黄芩寒，故去之；本方为驱邪之剂，加芍药者，亦欲其下引入腹中，而去其旧日之邪也。大枣温补，非痞硬者所宜，故去之；牡蛎咸寒软坚，且其性沉而敛，故加之；心下悸，系心阳虚，故苦寒之黄芩非所宜也；茯苓淡渗，故小便不利者加之；不渴而外有微热，是里无病而表求解，故去固表之人参而加桂枝以和之也；咳者肺张，人参、大枣之性温补，恐致肺满而喘，生姜发散，恐其肺之愈张，故并去之；咳者，肺寒，故加五味以敛之之外，而复外加干姜之辛热以温之也。

二条　少阳之为病，口苦、咽干、目眩也。

喻氏曰："口苦咽干者，热聚于胆也。目眩者，木盛生风而旋晕也"[1]，切当。

---

[1] "口苦咽干……旋晕也"：语出喻昌《尚论篇·少阳经全篇》。

三条　伤寒，脉弦细，头痛发热者，属少阳。少阳不可发汗，发汗则谵语，此属胃。胃和则愈，胃不和，则烦而悸。

此是从太阳而跳传少阳之病也。头痛发热为太阳症，脉宜浮紧浮缓为合。今见弦细，则是少阳之脉，不得以头痛发热，而认为可发汗之桂麻等症矣。汗之，则津液伤而谵语也。夫谵语为胃干之候，胃和则津液复而愈，胃不和则胃中阴阳俱不能上供，阴不上供故胸烦，阳不上供故心下悸也。

四条　少阳中风，两耳无所闻，目赤，胸中满而烦者，不可吐下，吐下则悸而惊。

少阳之脉，贯耳、络目。风热之邪，从脉上冲，故耳无闻，而目赤也。满为气逆，烦为液短。倘以中满而吐下之，则胸中之阳虚而悸，阴虚而干烦之热上逼心主而惊矣。喻氏谓热与痰饮搏结，故胸满而烦①误。

五条　伤寒三日，三阳为尽，三阴当受邪，其人反能食不呕，此为三阴不受邪也。

六条　伤寒三日，少阳脉小者，欲已也。

七条　少阳病，欲解时，从寅至辰上。

八条　伤寒六七日，无大热，其人躁烦者，此为阳去入阴故也。

无大热是表邪内沉，躁烦是里邪显露，故曰阳去入阴。此条当入少阴前列。

九条　伤寒四五日，身热恶风，头项强，胁下满，手足温而渴者，小柴胡汤主之。

身热，恶风，头项强，为太阳症；胁下满，为少阳症。太

---

①　热与痰饮……满而烦：语本喻昌《尚论篇·少阳经全篇》。

阳之手足壮热，阳明之手足热而不壮，少阳从厥阴之化，手足冷主小柴胡者。前条言纯是太阳症，一见弦细脉，便不得从太阳汗法；此条言多半太阳症，见少阳一症，纵然手足温而不冷，即渴之一症合审之，则知胁满，为相火上逆之因，便当从少阳之和法矣。

一〇条　伤寒阳脉涩，阴脉弦，法当腹中急痛者，先用小建中汤。不差者，与小柴胡汤主之。

阳脉涩，为外无阴也；阴脉弦，为里无阳也。大似中气虚微，不能载邪于表，以致邪气内击之象，故曰法当腹中急痛，先与小建中汤者，建立中气，资自汗以开元府，则阳不涩而阴不弦，其入下之邪，可从上而散，而急痛者自愈矣。今不差者，则是少阳受邪，下逆为病。上不逆，故阳脉涩，而无喘、呕、渴、咳等症，从下逆，故阴脉弦，而见腹中急痛也，计惟以小柴胡汤和之。得汗，而阳不涩；邪散，而阴不弦矣。

一一条　伤寒五六日，已发汗，而复下之，胸胁满，微结，小便不利，渴而不呕，但头汗出，往来寒热，心烦者，此为未解也，柴胡桂枝干姜汤主之。

胸，为太阳之区，胁为少阳之部，满即表邪内入而为之也。以其曾发过汗，故不成结胸，而但微结耳。此本太阳病，发汗未解除，而复下之，于是太阳表邪，从胸递胁，而传于少阳者也。但太阳尚有胸满微结一症，少阳已具胁满、小便不利、渴、往来寒热、心烦五症，而阳明又以无辜误下，津液大伤，而见头汗一症。此际用药，实为掣肘，而其剪裁之妙，直入化工。盖用柴胡汤者，从少阳也，以其渴而不呕，故去半夏；以其微结而胸胁满，故去参、枣，然后以花粉滋干，牡蛎软结，干姜温胃，而救下药之寒；桂枝行阳，而托内陷之热，但见一片猩红心血，千古如新也。

柴胡桂枝干姜汤

柴胡半斤　桂枝三两　栝楼根四两　黄芩三两　牡蛎三两　甘草二两　干姜三两

以上七味，以水一斗二升，煮取六升，去滓，再煎三升，温服一升，日三服，初服微烦，复服汗出便愈。

一二条　服柴胡汤已，渴者，属阳明也，以法治之。

已谓少阳之症罢也，法者，指阳明诸法而言。

一三条　凡柴胡汤病症而下之，若柴胡症不罢者，复与柴胡汤，必蒸蒸而振，却发热汗出而解。

当与太阳病下之，其气上冲者，犹可与桂枝同参，知其必蒸蒸而振汗解者，以下之之后，阳微故耳。

一四条　伤寒五六日，呕而发热者，柴胡汤症具，而以他药下之，柴胡症仍在者，复与柴胡汤。此虽已下之，不为逆，必蒸蒸而振，却发热汗出而解。若心下满而硬痛者，此为结胸也，大陷胸汤主之。但满而不痛者，此为痞，柴胡汤不中与之，宜半夏泻心汤。

他药，谓非当病之药，不仅止丸药也。此条原宜入少阳，喻氏以结胸一变，反从泻心之类，编入太阳，注及方论，见太阳篇。

一五条　本发汗，而复下之，此为逆也。若先发汗，治不为逆，本先下之，而反汗之，此为逆也。若先下之，治不为逆。

此总论三阳之治例，非单指少阳也。盖谓本当发汗之症，而误下之，表邪内陷，而为痛满结胸，是一大逆。若已经汗过，表邪将尽，纵然下早，不为大逆也。本当攻下之症，而误汗之，津液内竭，以致谵语发黄，是亦为大逆。若已经下过，胃气已和，纵然误汗，不为大逆也。

一六条　伤寒五六日，头汗出，微恶寒，手足冷，心下满，口不欲食，大便硬，脉细者，此为阳微结，必有表，复有里也。脉沉，亦在里也。汗出为阳微，假令纯阴结，不得复有外症，悉入在里，此为半在里，半在表也。脉虽沉紧，不得为少阴病，所以然者，阴不得有汗。今头汗出，故知非少阴也，可与小柴胡汤。设不了了者，得屎而解。

此言太阳伤寒五六日，不以汗解，渐沉于里，以致其症其脉，大似少阴，而实为柴胡症也。盖恶寒手足冷，心下满，不食，脉细而沉紧，俱少阴无阳之候，仲景乃一眼看定头汗一症，便知此种症候，非少阴之纯阴结，而为半表半里之病也。夫阴结，不得有外症；纯阴，不得有头汗。今就头汗一症审之，则知微恶寒者，为太阳之表，些微未罢耳。手足为诸阳之本，冷则阳去入阴之象；不欲食，大便硬者，正表邪内入，而为微结之应；脉细而沉紧，又入里之诊，故曰半表半里也，非柴胡之本病。因柴胡汤，为半表半里之剂，故借用之。喻氏曰：得屎而解，即取大柴胡为和之法①意非。盖症半表半里，服小柴胡，而微恶寒之表已解。单是胃实，与大柴胡无谓矣，当与调胃承气汤为是。本条当分作三段，自首至复有里也，为一段；就脉症而断，为有表有里之候，自"脉沉"句至"不得为少阴"八句，为二段；言纯阴不该有阳症，自"所以然"至"柴胡汤"为三段。言头汗，即是阳症之一也。

一七条　凡病若发汗、若吐、若下、若亡津液，阴阳自和者，必自愈。

①　得屎而解……和之法：语本喻昌《尚论篇·少阳经全篇》。

此亦总论三阳，不宜单入少阳也。

一八条　妇人中风，发热恶寒，经水适来，得之七八日，热除而脉迟，身凉，胸胁下满，如结胸状，谵语者，此为热入血室也。当刺期门，随其实而泻之。

当重看"发热恶寒，经水适来"二句。盖热除身凉是表解，脉迟是里解。表里俱解，何得胸胁满，如结胸状，而谵语乎？以其先发热恶寒，在经水适来之候，故知血室动，而热入之矣。则凡先病，而经水适来者，当留意也。

一九条　妇人中风，七八日，续得寒热，发作有时，经水适断者，此为热入血室，其血必结，故使如疟状，发作有时，小柴胡汤主之。

当重看"续得寒热""经水适断"二句。盖经水原行，因病适断，是血室虚，而热邪入之，故使断也。则凡先行经，因病适断者，当留意也。

二〇条　妇人伤寒发热，经水适来，昼日明了，暮则谵语，如见鬼状，此为热入血室，无犯胃气，及上二焦，必自愈。

当看重"暮则谵语，如见鬼状"二句。盖暮则属阴，阴血用事之时也。血得热邪骚扰，故见症如此。无犯胃气者，言不可发汗攻下。血室在下焦，故又曰无犯上二焦，以血生于胃气，行于上二焦，气血复而邪随血去，故自愈。合三条而详审之，则知热入血室一症，其根源在经水适来、适断；其内症如结胸，其外症在寒热；有时如疟状，其重在暮；其昏乱，轻则谵语，甚则如见鬼状；其禁，在犯胃气，及上二焦；其治法，在刺期门，及小柴胡汤。一百三十七字中，精详周密，真与《灵》《素》诸篇，同泄天地之秘者也。

二一条　血弱气尽，腠理开，邪气因入与正气相搏，结于胁下，正邪分争，往来寒热，休作有时，默默不欲饮食。脏腑相连，其痛必下，邪高痛下，故使呕也，小柴胡汤主之。

此言妇人产后之风寒也，不尔，何以谓之血弱气尽乎？脏腑，指肝胆而言。言生产之后，血因去而弱，气因血而尽，腠理无血气以充之，则疏洞而开，邪气入之，与些微之正气，搏结于少阳之胁下，邪胜正则作，正胜邪则休，默默不欲饮食，详已见。阳邪在腑而上逆，阴邪入脏而下守，以肝胆相连属。故上逆为呕，而下守为痛也。此条，和阴阳之小柴胡汤，为无弊矣。

合 病

喻氏曰：两经之邪，各见一半，不偏多偏少之谓①，大误。不知仲景所谓合病者，其人宿有风寒之邪，客于阳明之腑，或少阳之经，藏而未发，或发而不重者，至太阳受病，而宿邪应响，彼此凭藉如合谋合移之义，故曰合也。但六经，除太阳为主之外，其五经，惟阳明少阳之经腑，易于藏邪。故有此病，余则为阴为脏，不能容邪，邪犯即发，故无。此篇中之症，下利呕逆为多也，明者察之。

一条 太阳病，项背强几几，及汗出恶风者，桂枝加葛根汤主之。

太阳病，项强几几，无汗恶风者，葛根汤主之。

项与太阳头项强痛之项不同。盖太阳之言项，在后发际，此言结喉旁，人迎是也。几几，禽鸟伸颈之状，以阳明之经隧从头维，历项前、人迎等穴而下行。今太阳之邪传之，则人迎

①　两经之邪……偏多偏少之谓：语本喻昌《尚论篇·附合病》。

躁盛，而项不可俯，故强也。背亦强而恶风者，太阳未罢之候。言本太阳病，今未罢，而又见阳明经病，有汗者，即从解太阳之桂枝汤内加葛根。无汗者，即从解太阳之桂枝汤内加麻黄、葛根，则太阳解，而阳明初受之经邪亦释矣。二条乃太阳正传阳明之初症，二病乃正是太正二阳之经邪，与合病何涉？入此者，岂其欲从葛根之类也？桂枝汤加葛根，其义易见。葛根汤不从麻黄汤内加葛根，而于桂枝汤内加麻黄、葛根者，以寒伤营，麻黄汤为治营之药，明甚。然其所以治营者，桂枝也。君麻黄而名汤，正所谓变用之法，以麻黄能开卫闭，而后桂枝得行其解营之力，故也。今用桂枝本汤，以疏营气，加麻黄以透卫气，则太阳可解。加葛根，则阳明并解，此借山为城，因河为险之用，至于石膏之去留，在阳气之实与不实；杏仁之去留，在肺气之喘与不喘，所谓神而明之，存乎其人也。

桂枝加葛根汤

葛根四两　芍药二两　甘草三两　生姜三两　大枣十二枚，劈桂枝二两

以上六味，以水一斗，先煮葛根，减二升，去上沫，内诸药，煮取三升，去滓，温服一升，覆取微似汗，不须啜粥，余如桂枝汤法。

葛根汤

葛根四两　麻黄三两　桂枝二两，去皮　芍药二两　甘草二两生姜三两　大枣十二枚，劈

以上七味，咬咀，以水一斗，先煮麻黄葛根，减二升，去上沫，内诸药，煮取三升，去滓，温服一升，覆取微似汗，不须啜粥，余如桂枝法将息，及禁忌。

二条　太阳与阳明合病，不下利，但呕者，葛根加半夏汤主之。

太阳与阳明合病，必自下利，葛根汤主之。

胃腑有微邪，其中多积饮者，常也。但太阳未病，肺与胸中，分布水气，一则从皮毛泄而为汗，一则从小便渗而为溺，故其饮不为大害。及至太阳一病，非毛孔合而汗闭，即小便热而溺短，且太阳以壮热之表邪，从胸分而逼胃口，于是太阳以热合饮，阳明以饮合食，内外为奸，势不得不奔迫于上下之两途，积饮多而气从下奔，则自下利；积饮少而气从上逆，则呕。然大概下利者，十居七八，故曰必自下利。呕者，十居二三，故曰设或不下利，而但呕者，此种症候，似乎棘手。不知仲景盖谓汗剂，所惧者，伤津液也。所尤惧者，伤阳明之津液也。今其积饮为病，是无内顾之忧，而病当其渗泄之药也。且上逆为呕，下奔为利，不开元府之旁门，则两头之走注不可止，故直任去津液之干葛，使之去饮，更妙在托于解表之桂麻汤内，使阳明之热饮，出为太阳之表汗，而成双擒之法也。半夏降逆，故不下利，而呕者加之，且不加半夏，又恐表药击动积饮，而成吐下不止，水药不得入口之逆也，二条宜颠倒为合。盖太阳与阳明合病，自下利者为主，故也。

葛根加半夏汤

葛根四两　麻黄三两，去节汤泡去黄汁焙干秤　桂枝二两　甘草二两　生姜三两　大枣十二枚　半夏半斤　芍药二两

以上八味，以水一斗，先煮葛根、麻黄，减二升，去白沫，内诸药，煮取三升，去滓，温服一升，覆取微似汗。

三条　太阳与阳明合病，喘而胸满者，不可下，麻黄汤主之。

喘而胸满，全是太阳麻黄汤症，且阳明尚未有利呕之应，是太阳主合之势大，故独任麻黄，不用葛根，以苛责无辜也。若以喘满而下之，必致结胸之变，故戒。上二条，是罪和合，故首从并严，此条是罪主合，故特严首恶，孰谓医法不可同兵法，医道不可通王道也。客有问于余者曰："喘而胸满，是太阳症；麻黄汤，是太阳药，条中并不载阳明一症，而首揭之曰：太阳与阳明合病，何也？"答曰："凡将患合病者，不必病合，而俱可先见者也。目眶如新卧起之状者，知阳明之间有积饮；忽忽善怒而巅疾，且善饥而不能多食，或胁下常微满者，知少阳之有积热。况于太阳邪盛，操必合之势者乎？故可直指之曰合病也。"

四条　太阳与少阳合病，自下利者，与黄芩汤；若呕者，黄芩加半夏生姜汤。

少阳有微邪，其气多热，以其为相火故也。然太阳未病，则其枢机常自调畅，故不为大害。及至太阳一病，中风之阳热，伤寒之化热，从胸入胁，而与少阳之积热相连，两热共炎，其热从少阳之气而化木邪，木邪乘其所胜，而侮脾土，故不能自守而下利。下文所谓负者是也，以苦寒之黄芩为君，直入少阳以泻其热，盖苦以坚之之义。少阳半得肝气，故以甘草缓其急也。佐以芍药者，不特酸以泻木，且脾为阴脏，并欲其引入阴分，以解其木邪耳。凡下利者，必虚。故又以大枣补之。此条虽曰太少合病，然太阳从合而化，故不责太阳者，以少阳之合热，如逢君之恶，其罪大也。诸注，肤陋不全。

黄芩汤

黄芩三两　甘草三两，炙　芍药二两　大枣十二枚，劈

以上四味，以水一斗，煮取三升，去滓，温服一升，日再

服，夜一服

黄芩加半夏生姜汤

于黄芩汤方内，加半夏半斤，生姜一两半，一本三两，余依黄芩汤法服。

五条 阳明少阳合病，必下利。其脉不负者，顺也。负者，失也。互相克贼，名为负也。脉滑而数者，有宿食也，当下之，宜大承气汤。

阳明少阳合病，有阳明宿病，而合少阳者，有少阳宿病，而合阳明者，俱致下利，故曰必下利也。土木之邪相合，而胃既下利，则木易胜，而土易负。负而不用黄芩汤，意者，负而利不止者，死乎？故曰其脉不负为顺，负为失也。此正言木不宜胜土也。互相克贼，犹言不但木不宜胜土，即土亦不亦胜木。若互相克贼，而以土反克木，亦名为负。如土邪盛实，而脉来滑数，为有宿食之诊，是当用大承气下之，以抑其土矣。喻注格格未是。

六条 三阳合病，脉浮大，上关上，但欲眠睡，目合则汗。

浮为在上，大为在外。今上关上，则阳气皆上浮外郁，而阴无主令，故但欲眠睡也。阴无阳主则虚，故曰目合则汗，意者，其柴胡汤加桂枝之症乎？脉浮为太阳，脉大为阳明，脉上关上为少阳，以其气从上逆故也，故曰三阳合病。

七条 三阳合病，腹满身重，难以转侧，口不仁，而面垢，谵语遗尿。发汗则谵语，下之则额上生汗，手足逆冷，若自汗者，白虎汤主之。

腹满，身重难以转侧，是脾中之真阳，为热所伤，而不能运动之应；脾热化苦，故口不仁，而不知味；火盛化土，故面垢而不泽也；津竭于上则谵语，气浮于上则遗尿，皆极热极干之候。倘从表而汗之，则津液更枯，而谵语益甚；从里而下之，则孤阳无附，上冲而生额汗，暴伏而手足厥冷矣。若前症具，而自汗出者，则丙火焰烈，非清肃之白虎汤，何能救其涸辙也？上条自三阳来合，而直从太阳，此条是三阳和合，而共贼太阴。上条不出方者，脉浮、阴虚、汗出，太阳条中，已立桂枝之例。故前拟之曰：柴胡加桂枝汤。此条主白虎汤者，白虎为救肺之剂，脾肺同主太阴，故借之以救脾耳。

并 病

并病之名，即传经而本经未罢之谓。本经邪盛，如强秦兼并之义，故名。然篇中第一条，自言太正并病。三四条，是言太少并病。二五两条，虽有并病字样，却是本经已罢，而为并后传经之病，不宜入此也。夫风寒之邪，于三阳经内，将传未传，邪在两经搭界，俱有并病。本经一罢，即入传经正例，何必另立篇目耶？愚意以太阳并阳明，即宜次于阳明之首，并少阳，即宜次于少阳之首。倘本经不罢，不妨列于两经之界，本经一罢，即接后条传经正病故也。然终以不见原书之次第为痛恨耳。

一条 二阳并病，太阳初得病时，发其汗，汗先出不彻，因转属阳明。（五句是太阳并阳明之病）续自汗出，不恶寒。（二句是太阳已罢阳明之正传）若太阳病不罢者，不可下，下之为逆，如此可小发汗。（四句是并病之略轻者）设面色缘缘正赤者，阳气怫郁在表，当解之熏之。（三句是并病之重者）若发汗不彻，不足言阳气怫郁不得越（此洗发若太阳四句之轻并病）。当汗不汗，其人躁烦，不知痛处，乍在腹中，乍在四肢，按之不可得，其人短气（此洗发面缘缘三句之重并病）。但坐以汗出不彻故也，更发汗则愈（此又申言轻并病），何以知汗出不彻？以脉涩故知也。

二阳，谓太阳阳明，不知痛处，寒闭风因，烦热在脉中之应。按之，则风邪挪散，故不可得其处也。短气者，毛孔闭而气不充畅也。盖谓太阳并阳明之病，若病在太阳时，酌量轻重以发其汗，则病邪顿解，岂得复有并病乎？多以药不胜病，或发而不得汗，或汗而不得透，则太阳之邪，并及阳明，而为二阳并病矣。如并后，毛孔忽疏，微汗出而不恶寒，则太阳罢，而为传阳明之正病。其胃实者，可下也。若太阳未罢，总然胃实，亦不可下，下之则为结胸，及痞之逆矣。可酌量用葛根汤之轻剂小发之，以找足未出之汗，则愈。若太阳不罢，而面色正赤，此阳气盛而拂郁在表，全然不得越出，又非小发汗可愈，必解之、熏之，以大发其汗为合。盖汗不彻，是前曾发过汗，今特不彻耳，等不得阳气拂郁不得越。夫阳气拂郁，是当汗之症。从来未曾汗过，故当见种种之候也。其言当汗不汗者，至其人短气句止。若所谓但坐汗出不彻之故者，重与汗之，则愈。是可于浮涩之脉诊得之，更发汗。更字，喻氏读作平声，作更换解，非论原汤，该桂枝加葛根。若论更发汗，实照应上文发其汗句，更换之义无谓。

二条　三阳并病，太阳症罢，但发潮热，手足漐漐汗出，大便难，谵语者，下之则愈，宜大承气汤。

此并后之症，当入阳明，言并病者，特领其来路耳。以并病字样入此，不合。

三条　太阳与少阳并病，头项强痛，或眩冒，时如结胸，心下痞硬者，当刺大椎第一间肺俞、肝俞，慎不可发汗；发汗，则谵语，脉弦，五六日谵语不止，当刺期门。

头项强痛，为太阳症；眩冒，为少阳症，如结胸者。结胸，为表邪内陷，此从少阳之里邪上逆，故由胁而上心下，为痞硬也。刺大椎、肺俞、肝俞者，泄太阳之热邪也。伤寒治例，太少并病，禁发太阳之汗，以汗之，但可解太阳，而遗却少阳一半，是徒竭其津液，故谵语。且少阳不特不解，因邪以汗而更逆，故脉愈弦，而五六日之间，谵语不止矣。刺期门者，泻肝以泻胆也。此条及下条，不言汤而言刺，与小柴胡互发。盖谓此症除小柴胡汤外，惟有刺之一法，以见必不可汗也。

按大椎第一间，《素问》所谓背俞，即大杼也。在脊第一椎下两旁，各相去同身寸之一寸半陷者中，督脉别络，手足太阳三脉气之会，刺可入同身寸之三分，留七呼。肺之俞曰太渊，在掌后陷者中，手太阴脉之所注也，刺可入同身寸之二分，留二呼。肝之俞曰太冲，在足大指本节后，同身寸之二寸陷者中，动脉应手，足厥阴肝之所注也，刺可入同身寸之三分，留三呼。又按腑俞七十二穴，肝之腑为胆，胆之俞曰临泣，在足小指次指，本节后间陷者中，足少阳脉之所注也。刺可入同身寸之三分，留二呼。肺之腑，为大肠，大肠之俞，曰三间，在手大指次指，本节后内侧陷者中，手阳明脉之所注也。刺可入同身寸之二分，留三呼。

四条　太阳少阳并病，心下硬，颈项强而眩者，当刺大椎、肺俞、肝俞，慎勿下之。

心下硬，为少阳之逆气，上至心下也。头项强，为太阳症。眩，为风水交盛之应。下之，即如下条之逆，故戒。

五条　太阳少阳并病，而反下之，成结胸，心下硬，下利不止，水浆不下，其人心烦。

太少并病，汗下俱禁，而误下之变，更为甚也。盖太阳误下之结胸，止表邪内陷一路。太少并病误下之结胸，又多却少阳之逆气上贯，一路从胁注胸，而与外入之邪同结，是两路夹攻也。下利不止者，少阳里邪，以木横而乘胃土，故并水浆不下也。津液奔迫于下，邪火交结于上，其能免心烦之症乎？喻氏引结胸症具，烦躁者死一条，谓此条心烦，亦是死症①，未是。盖结胸一症，热邪内炽，未有不烦者，故以大陷胸下其热邪，正所以救其烦也。彼条之死，但死于烦而且躁耳。盖躁为阳虚欲亡，肾气欲动之应，结胸非陷胸不下，而陷胸又非阳虚者所宜，是下与不下皆死也。若单烦者，岂至此乎？

坏病（坏，音怪，病非自坏，医逆者为坏也）

坏病者，既非过经不解，亦非难治、不可治之症。盖风寒中人，即有内外症，症者，证也。如见证、干证之义，或经或腑，或首或尾，只在一经之中。或前后骑于两经之界，当病用药，譬诸剿贼，一鼓就擒矣。若不相病情，不知经络，乱用汗、吐、下针，将病情冲突，惊惶如鼠贼之状，不成片段，故曰坏也。然亦不可分卷，随其本经之坏而列之，为合。盖三阳之条，除却桂枝、麻黄、葛根、柴胡、五苓、承气、理中、炙甘草汤等正治外，余皆救坏之药。则论中诸条，除却太阳、阳明、少阳或经或腑，正病外，余皆论坏之条。此二条者，特其头耳。故曰知犯何逆，以法救之者，正欲人熟读前后论条，熟思前后方药耳。不然，岂《伤寒论》外，另有辨坏之条，另有未传之法也？

一条 太阳病三日，已发汗，若吐、若下、若温针，仍不

---

① 结胸症具……亦是死症：语本喻昌《尚论篇·附并病》。

解者，此为坏病，桂枝不中与也。观其脉症，知犯何逆，以法治之。

此当列太阳正治条后，以起种种误行汗、吐、下、针之逆，并诸逆之法也。

二条 太阳病不解，转入少阳者，胁下硬满，干呕，不能食，往来寒热，尚未吐下，脉沉紧者，与小柴胡汤。若已吐、下、发汗、温针，谵语，柴胡症罢，此为坏病，知犯何逆，以法治之。

本太阳病至柴胡汤，为太阳正传少阳之例，故遵正治。而与小柴胡汤，若已吐下至末，始为少阳之坏病，故当遵法以救其坏也。然此当列少阳正治条后，以起汗、吐、下、针之逆，并救诸逆之法也。伤寒中风，非阴经无坏病，而阳经有之，盖阴经之症，多从阳经坏起，亦只言阳经足矣。阳经，非阳明无坏病，而太少有之，盖阳明之症，又多从太少坏来，故只言太少足矣。举一反三，此圣人不与不能者复告也。

痰 病

喻氏既訾后人立类伤寒之名，为头上安头，而又自立痰病一门，则食积、虚烦、脚气、冬温、温病、寒痰、热病、湿病、风湿、霍乱、痉病、内壅、蓄等门，亦不可议矣。尤而效之，何其异耶？况所例三条，与痰病有何干涉？强将仲景原文"寒"字抹坏，改作"痰"字，一时自欺欺人语也。其如千古之明眼何哉？详本篇所列三条，并各经凡用吐条下。

一条 病如桂枝症，头不痛，项不强，寸脉微浮，胸中痞硬，气上冲咽喉，不得息者，此为胸有寒也，当吐之，宜瓜蒂散。诸亡血虚家，不可与。

此条为口鼻所感之风寒，伤其胸中之阳气者也。邪不在经表，故表不实，头不痛，项不强者，此也。邪在胸中，故胸中痞满，气冲上，不得息者，此也。且营行脉中，营不受伤，故脉止微浮。肺与胸中为表里，故肺气上而不得息。明明说是胸有寒，何得改作"痰"字耶？但太阳皮毛之感久，而既能入胸，太阳口鼻之感久，而亦能出表，故发热、脉微浮，如桂枝症矣。此而误认为汗症，而主桂枝，则徒虚其表，而胸中之寒不去也。高者越之，惟吐法为最便矣。瓜蒂，苦寒，而令胃系急而不下，故能致吐。吐则提其阳气，使之上涌，故能送寒与吐俱出也。动吐能动血，故亡血家不可与也。

瓜蒂散

瓜蒂一分，熬黄　赤小豆一分

以上二味，各别捣筛为散。已，合治。取一钱匕，以香豉一合，用热汤七合，煮作稀糜，去滓，取汁和散，温，顿服之。不吐者，少少加，得快吐乃止。

二条　病人有寒，复发汗，胃中冷，必吐蛔。

此条，从上条而申言之也。盖谓胸中感寒之人，不用吐法，而用汗法，不但汗发不能解病，亦且有害也。夫胸中阳气充满，断不受寒，则胸分之阳微可知。又发其汗，而泄胃中之阳，则胃中冷。蛔以暖为安，故上就胸分之阳位而吐出也。夫至蛔冷而不安于胃，则其熟谷之化亦危矣。当吐而用汗之害，又如此。

三条　病人手足厥冷，脉紧者，邪结在胸中，心中满而烦，饥不能食者，病在胸中，当吐之，宜瓜蒂散。

此是风寒从口鼻而伤其胸中，且由胸注胁，而有传入少阳之势者也。盖少阳厥阴，为阴阳之枢纽。气病，则不能畅达诸阳之本，故手足厥冷也。胸中结，心中满，与太少并病同义。少阳为热化，故烦而善饥。少阳有逆气，故不能食也。此为似小柴胡汤症，而不得主小柴胡汤者。犹之前条似桂枝症，而不得主桂枝汤。其理同。故其用瓜蒂散以吐之，亦一也。

太阴经总说

按太阴之阳气，亦从肾阳上贯，而为阳明赞①腐化运行之妙。故太过，则与阳明同见癃闭、发黄；不及，亦与阳明同见闷满、吐利等症。其阴，则先根于肾，而后资利于胃，故肾胃病者，亦能反吸其津液也。仲景不言病脉，但曰阳微阴涩②而长者，为欲愈，则阳盛阴滑而短之为病可知。详本篇二条下。其隧道之出于太阳皮部者，从足大指内甲角之隐白穴，由足内廉之前侧而上胸次，故外症，则见四肢烦疼而温热。内行，入肠络胃通膈，而上连喉舌，故内症，则见腹满，吐而自利，或腹时痛。丹溪并谓心烦，心下急通，舌本强痛也。其辖，亦主肌肉，脉气不行，则肌肉软而舌痿者，死。其署，为腹，误下以伤其阳，则腹中之症为多。又腹为肝肾所寄，且三阴俱属阴脏，同以阳气为贯。一脏受传，往往因阳虚而递及之，故能正传少、厥二阴也。其本乡为脾，脏形薄小，且以灌注四旁之故，而精气之受藏者未富，故汗下俱不得径情也。其人黄色粗理者，脾大，大，则膜胗痛而不能疾行。唇揭者，脾高，高则胗引季胁痛。唇纵者，脾下，下则加于大肠。脏若受邪，唇大不坚者，脾脆，脆，则善病消瘅而易伤。又脾病者唇黄，其见于面部者，左目内眦下三指，其本色与胃同候，如以缟裹栝蒌实者，吉。又曰，黄欲如罗裹雄黄，不欲如黄土。又曰，黄如枳实者死。又曰，以太阴终者，腹胀闭，不得意息，善噫，呕。呕，则逆而面赤；不呕不逆，则上下不通，皮毛焦而终矣。大概唇中满

---

① 赞：佐助。

而唇反，甲笃，乙死，其音宫，忌见角。

一条　太阴之为病，腹满而吐，食不下，自利益甚，时腹自痛。若下之，必胸下结硬。

太阴为湿土，湿土之下，寒水承之，故其脏之为体，常湿常寒。而其性之所喜，在燥在温也。腹满而吐，食不下，湿气得邪而上升之应；自利，腹满，寒气得邪而下迫之应。此当如下文四条所云，四逆辈以温之，乃因腹满而用寒下之药，则误矣。结硬者，兼结胸痞硬而言，盖谓前症具而脉浮，且有表症如三条所云，宜桂枝汤者，而误下之，则表邪内陷，而为结胸。前症具而无表邪，如四条所云，宜四逆辈者，而误下之，则里阴上乘，而为痞硬矣。然仲景于太阴条中，偏重痞硬一边，结胸，不过带说耳。盖邪至太阴，表邪衰薄，结胸原少，而脾家最重真阳，误下而伤之，则痞硬一边，十居八九。故曰脏有寒。又曰当温之；又曰大实痛者，不过于桂枝汤内加大黄；又曰大黄宜减。其意可知矣。

喻氏单言表陷之结胸①，而反遗上乘之痞硬，则漏矣。

二条　太阴中风，四肢烦疼，阳微阴涩而长者，为欲愈。

太阴之经，行手足之内廉上侧，故四肢烦疼者，太阴之表症也。阳，指脉之至者而言；阴，指脉之去者而言。太阴之真阳原微，大则为外邪，微则其本脉也。太阴之本性恶湿，滑当见积利，涩则其善脉也。于来微去涩之中，更见招招而长，则是其阳气调达充畅，故为欲愈。但四肢烦疼，为太阴之表症，意者，从长脉中知其能透为微汗乎。

三条　太阴病，脉浮者，可发汗，宜桂枝汤。

① 表陷之结胸：语本喻昌《尚论篇·太阴经全篇》。

五经隧道，俱出而外附于太阳之皮部，故皆能发热，而皆有汗症；五经津液，俱入而内资于阳明之胃腑，故皆能胃实，而皆有下症。所谓皆有汗症者，太阳姑无论，阳明之葛根汤症，少阳之小柴胡汤症，太阴之桂枝汤症，少阴之麻黄附子细辛汤症，厥阴之当归四逆汤症，是也；所谓皆有下症者，阳明姑无论，太阳之大陷胸汤症，少阳之大柴胡汤症，太阴之桂枝加大黄汤症，少阴、厥阴之大承气汤症，是也。此条言太阴脉浮，明明浮为太阴之浮，非浮出太阳之谓。见太阴脉浮之表症，亦可以桂枝汤解太阴之表耳。喻氏谓邪还于表，乃用解肌之法，且引脉浮者与麻黄汤句，谓是此条互文①，是认为浮出太阳，则误人无限矣。

四条　自利不渴者，属太阴，以其脏有寒故也，当温之，宜服四逆辈。

太阴脾脏，其症有寒热二者，与少厥二阴之传经直中颇同，以三脏俱重真阳故也。真阳实者，邪从热化传来，则燥其湿，反其寒，而不下利。若兼小便不利，则成发黄一症。故后文有大实痛，设当行，二条。真阳虚者，直中阴邪，则脾阳几绝，而湿与寒，俱不能运动。湿寒，故不渴。不能运动，故自利也。此宜四逆辈以温之矣。曰辈者，兼附子理中等汤而言，正欲酌量于湿气、寒气之轻重，而增减姜、附、苓、术之义。喻注将两症混成一块，而谓太阴湿土，热邪入而蒸动其湿，故不渴而多发黄。热邪入而消耗其水，故口渴而多烦躁。是言此条之自利不渴，系传经之热邪入之也，不必太少二阴。凡属传经热邪，自利之症少，故当温之法，亦少；直中寒邪，自利之症多，故

---

①　邪还于表……谓是此条互文：语本喻昌《尚论篇·太阴经全篇》。

当温之法，亦多。试问热邪入而蒸动其湿，将成黄症者，犹能自利乎？尤可温之四逆辈乎？旧注为是，喻氏之说有病。

五条　伤寒脉浮而缓，手足自温者，系在太阴。太阴当发身黄，若小便自利者，不能发黄。至七八日，虽暴烦下利日十余行，必自止，以脾家实，腐秽当去故也。

此条脾阳自足，而为传经之化热，入太阴之症也。太阳之手足，壮热；阳明之手足，热而不壮；少阳之手足，或冷或热；少阴之手足，直中者寒，传经者手足心热；厥阴之手足，逆冷。惟太阴之手足，温。今脉见浮缓而手足温，则知缓，为太阴之本脉，缓而浮者，为太阴之表热也。故曰，系在太阴。太阴本为湿土，邪热乘之，湿热相搏，蒸出脾土之气，发热，周身故当黄。若小便利，则湿热从溺而出，故不发黄。此种症候，本不该下利，况至七八日之久，寒气化热，尤不当下利。今暴烦，下利日十余行，则知暴烦，为脾中之阳气胜而自振，而日十余行，以邪负而腐秽当去，故知自止。

六条　本太阳病，医反下之，因而腹满时痛者，属太阴也。桂枝加芍药汤主之。

此太阳误下，而跳传太阴之症也。盖太阳之胸，与阳明之心下，旁与少阳之胁，再下与太阴之腹，俱有病机相引之路。其人脾脏之真阳，比阳明、少阳为较虚，故太阳下陷之邪，不从胸而传阳明之心下，及少阳之胁，而直传太阴之腹。此腹满而时痛者，脾虚而寒气下击之应，故曰属太阴。主桂枝加芍药汤者，因邪从太阳陷入，故仍主桂枝，加芍药者，太阴位低而在内，故加酸敛之品，引桂甘姜枣辛甘之性，下入脾脏而调畅之，则脾阳宣发，而腹之满痛可除。抑亦资其自汗，以解太阳之表热耳。

桂枝加芍药汤

于桂枝汤方内，更加芍药三两，连前共六两。余依桂枝汤法。

七条　大实痛者，桂枝加大黄汤主之。

此太阴之表未除，而又见实痛之里症者也。表未除，用桂枝汤以解太阴之表；里实痛，故随便①加大黄以清其结热耳。或曰，诸经实痛之症，俱用大承，今太阴条中，既曰大实痛，乃但加大黄于桂枝汤内，何谓也？答曰：此正长沙之神妙处。脾为湿土，下承寒水，故其性喜温燥而易动。今于辛甘而调达脾气之桂枝汤内，略加苦寒之大黄，于是所喜之中，薄投所畏，故用泻而不伤正，药轻而功倍矣。

桂枝加大黄汤

于桂枝汤方内，加芍药三两，加大黄一两，以水七升，煮三升，去滓，温服一升，日三服。

八条　太阴为病，脉弱，其人陆续自便利，设当行大黄芍药者，宜减之，以其人胃气弱，易动故也。

当行，作当用解。与下文连读自见。大黄、芍药，即上条桂枝加大黄汤是也。言太阴用下，原当从轻，若脉弱，便利者，尤当减少，一则防夫脾为湿土，再则减于脉弱不胜也。

九条　太阴病，欲解时，从亥至丑上。

亥，阴极。子，一阳生，至丑则为临。临，大也。故解。非为解于亥也。

---

① 随便：随其所宜。

少阴经总说

按《灵》《素》等书，少阴一经有真阳、元阴二气。真阳者，从父母构精之际，一点温和元气，渐鼓渐长，于是积温和而成丙丁①之妙，遂从命门上透，温胃储胸，其余气由太阳而包裹周身之表，所谓卫气是也。（此是少阴正气。）又其私下另开一径，从本脏外出太阳所管之皮部，由足内廉之后侧，以自通于表耳。元阴者，与真阳同禀于父精，而为潮润之气，静守本脏，以固恋其阳，且与四脏六腑之津液，随真阳之熏蒸而贯通于其会者也。其隧道自足小指斜走足心，历内踝后跟，上内廉下侧，贯脊属肾，又内行贯肝膈，络心肺，循喉舌之本，故正虚则见逆冷、怠惰、足软蜷，而背恶寒，并积饮、泄利、躁汗等症；邪实则见胫痠、热痛、烦渴、微厥、咽痛、咽疮并脓血等症也。其主周身之骨，故骨痠骨痛见焉。其署为腰，故正虚则如脱，邪实则如石矣。其本乡，为肾阳，病则不能自强，故喜寐。又与肝为子母，故能直传其脏也。其人黑色而粗理者，肾大，大，则善腰痛，易伤以邪。耳高者，肾高，高则常苦背膂②痛。目后陷者，肾下，下则腰尻痛而为狐疝。耳薄不坚者，肾脆，脆则苦病消瘅而易伤。其见于面部者，颧下三指，面中央复外二指。经曰：肾病者，颧与颜俱黑，又其色如鸟羽者，吉。又曰，生于肾者，如以缟裹紫。又曰，黑欲如重漆。不欲

① 丙丁：古人以天干配五行，丙火属纯阳之火，名为太阳大火，有普照万物之功，性情刚烈，故为阳火。丁火属纯阴之火，名为灯烛之火，有照亮万户之功，性柔质弱，故为阴火。又，丙丁都属火，故借以指火。

② 膂：人体部位名。指脊柱两旁的肌肉。约当解剖学上骶棘肌分布处。

如地苍，大抵足少阴气绝，则大骨枯槁，肉软却。齿长而垢，面黑而发无泽者，不治。戊笃已死，其音羽，忌见宫①。

少阴经前篇

《尚论》分少阴为前后篇。而谓凡直中少阴，为宜温之症者，列前篇，传经热邪，凡可汗下、合正治之法者，列后篇。识力最高，但其位置论条，既多互失，且于宜温及宜汗下之症，未能畅发，为可惜耳。夫凡属阴寒，皆直中三阴，凡属风寒，皆太阳传变，详已别见。至其所以宜温，所以宜汗下之理，当再辨之，以补所未逮也。盖风从太阳，历阳明、少阳，而传入阴分者，以风邪，既属阳邪，且其气挟阳经之化，遂变成大热。若自足后臁之后侧等隧道，由本经之私路而入脏，则阴寒既属阴邪，且乘本经阴脏之气，而为阴寒凝冱②矣。阴寒之渗肌切骨，有驱阳绝焰之势，不用大辛大热，助火之阳光，以清惨毒，则真阳熄于阴寒而死耳。化热之亢烈燔灼，有沸河干海之势，不用甘凉苦寒，壮水之源头，以当消烁，则元阴绝于阳热而死耳。知此，则不特喻氏分篇之是处可见。而两篇中互失之条，亦昭著矣。

一条　少阴病，始得之，反发热，脉沉者，麻黄附子细辛汤主之。

发热者，足少阴及手之隧道，外见于手足内臁之后侧，而与表气相依也。脉沉者，寒邪入内之诊。此言直中少阴，而初得之病，反发热者，是邪气尚留少阴之表，虽脉见沉，而有入

---

① 　肾病者……忌见宫：语出《素问·五脏生成》、《灵枢·五阅五使》、《灵枢·经脉》。

② 　冱（hù 户）：冻结。

脏之象，便可因发热以攻表，因脉沉以救里也。主本汤者，少阴病，难得是发热，是其少阴之表阳不虚也。又少阴病所忌者脉沉，脉沉，是其少阴之脏阳不振也。表阳不虚，故可用麻黄以解表，脏阳不振，故必用附子以温里。解表者，拔其根而平其内入之势；温里者，益其力而助其外御之威。然后以细辛香利之品，半以开提肾阳，半以宣畅经表，真剿抚兼行、恩威并济之妙剂也。

麻黄附子细辛汤

麻黄二两，去节　细辛二两　附子一枚，泡去皮破八片

以上三味，以水一斗，先煮麻黄，减二升，去上沫，内药煮。取三升，去滓，温服一升，日三服。

二条　少阴病，得之一二日，口中和，其背恶寒者，当灸之，附子汤主之。

此条之症，初看似觉轻可，何以用此重剂，乃至加附二枚，而又佐以参苓术芍耶？不知长沙巨眼卓识，全从口和、背寒，看入微妙耳。盖背上恶寒有一，二则内有热邪，阴气逼出阳分，故其所恶者，为皮肤拘禁之寒，一则阳气几绝，背为胸之腑，故其所恶者，从腔内阴沁而出者也。长沙之意，谓口不和，而背恶寒，则为内热之应。今口中和，则所恶者，为真阳几绝之寒。且口和，则能饮食。背恶寒，而真阳几绝，则不化食运饮。寒邪搏之，必成十三条下利不止，十四条水气为逆等症。至此，投以白通、真武等汤，不亦晚乎？故用外火灸之，以急通其阳，然后大用辛热之生附为君，佐以人参之温补，以挽其将息之微阳，以芍药之酸敛者为使，引入至阴，而留连以生扶之。加白术以温土，茯苓以渗水，则阳气回，而背寒可除。水土平，而呕利不作。长沙盖千古见微知著之神人也，但言灸，而不言所

主之处，论背恶寒，当灸中行督脉，论少阴肾寒，当主两旁二行太阳脉，以太阳为少阴之腑也。今并考之，以俟取用。按《素问·水热穴篇》王冰注曰，背脊中行，督脉气所发者五穴：曰脊中，在十一椎下，不可灸，令人偻；曰悬枢，在十三椎下；曰命门，在十四椎下；曰腰俞，在二十一椎下；曰长强，在脊骶端，督脉别络，少阴所结，俱可灸三壮。夹督脉两旁，去同身寸之一寸半，足太阳脉气所发者，五穴：曰大肠俞，在十六椎旁；曰小肠俞，在十八椎旁；曰膀胱俞，在十九椎旁；曰中膂俞，在二十椎旁；曰白环俞，在二十一椎旁。俱可灸三壮。

附子汤

附子二枚，去皮　茯苓三两　人参二两　白术四两　芍药三两

以上五味，以水八升，煮取三升，去滓，温服一升，日三服。

三条　少阴病，得之二三日，麻黄附子甘草汤，微发汗。以二三日无里症，故微发汗也。

喻氏曰，不吐利，烦躁呕逆，为无里症。病尚在少阴之表，故以甘草易细辛以微发汗，又温散之缓法①。愚谓此条，当编于第一条下，盖从其可汗之类也。第一条脉沉，故用细辛以开提阳气，宣发经表。此条，无脉沉字样，故只消易甘草，以缓麻黄发越之性，故曰微发汗。

麻黄附子甘草汤

麻黄二两，去节　甘草二两，炙　附子一枚，炮去皮

以上三味，以水七升，先煮麻黄一二沸，去上沫，内诸药，煮取三升，去滓，温服一升，日三服。

---

①　不吐利……温散之缓法：语本喻昌《尚论篇·少阴经前篇》。

四条　少阴病，欲吐不吐，心烦，但欲寐，五六日自利而渴者，属少阴也。虚故引水自救。若小便色白者，少阴病形悉具。小便白者，以下焦虚有寒，不能制水，故令色白也。

有物为吐，吐则胃之权也。今肾中阴寒上逆，故欲吐，然究非胃病，故不吐也。心烦者，热邪移于手少阴之应。寐，为有阴无阳之象。然非真寐，但以阳微阴盛，故阴喜自用，而欲静寐耳。真阳不布，寒邪搏之，故五六日自利。渴，则化热入胃也，阴虚，故引水自救。此当看其小便。若小便色白，是下焦虚寒不能制水，则温阳资阴，两不相背，斯为善矣。此条是阴阳两虚之人，或从太阳，或从少阳，跳传少阴之症也。以邪从阳经传来，故见化热之症。以其阴阳两虚，故谓之阴症，则引水自救，谓之阳症，则不能制水，然终当入后篇。次此者，失也。

五条　病人脉阴阳俱紧，反汗出者，亡阳也，此属少阴，法当咽痛而复吐利。

阴阳俱紧，是无汗之脉。而反汗出，则紧是阴寒内逼，而汗出为虚阳亡越也。又脉紧，为寒为痛。阳脉紧，故当吐而咽痛，阴脉紧，故当寒而下利也。

六条　少阴病，脉微，不可发汗，亡阳故也。阳已虚，尺脉弱涩者，复不可下之。

脉微，为无阳，无阳而汗之，则亡阳；尺脉弱涩，为无阴，无阴而下之，则亡阴。可知阳微者宜温，阴弱涩者宜润矣。

七条　少阴病，下利，若利自止，恶寒而蜷卧，手足温者，可治。

下利，恶寒，蜷卧，皆少阴无阳之症。利自止，则阳气还于里。手足温，则阳气通于表。虽有恶寒蜷卧二症，温之则复，故曰可治。

八条 少阴病，恶寒而蜷，时自烦，欲去衣被者，可治。

烦，为干热之症。寒邪内逼，而肾阳未服，故自烦而去衣被。温之，则阳自胜，故可治也。

九条 少阴病，脉紧，至七八日，自利，脉暴微，手足反温，脉紧反去者，为欲解也，虽烦下利，必自愈。

此从手足温上看出自愈之机也。盖脉紧为寒，七八日，自利，脉暴微，未始为愈兆也。惟下利脉微，而手足反温，则知下利非寒极之利，乃腐秽自去。脉微，非阳败之诊，乃仇解而自疲耳，故知为欲解而自愈也。曰虽烦，下利，必自愈，则知烦与下利并见，为重症矣。

一〇条 少阴病，身体痛，手足寒，骨节痛，脉沉者，附子汤主之。

身体骨节紧痛，手足寒冷，皆寒邪凝结，而无阳气以御之之应。脉又沉而在里，则纯是一片阴寒，故用附子汤以温之。大凡寒极则聚湿，阳光不布，而妖水为灾，上奔则呕，下奔则利，势所必至，故温阳补虚渗湿之附子汤当直任而无可挪移也。

一一条 少阴病，吐利，手足厥冷，烦躁欲死者，吴茱萸汤主之。

三阳，以少阳为枢；三阴，以厥阴为枢。枢者，门户之象，阖辟之机也。故其一脏一腑，性颇相似，病则其气喜逆。但少阳，以阳木挟相火之逆热，以侮阳明，故能吐利；厥阴，以阴木挟风木之逆冷，以侮太阴，故亦能吐利也。夫少阴为厥阴之母，半从子气，故少阴亦病吐利厥冷矣。肾中真阳，为寒所逼，不能自安，有欲与逆气上遁之势，故烦躁欲死。此时未当不宜姜附，但其逆气已动，纵用姜附回阳，烦躁及下利等症可减，其如吐与厥冷之逆气何耶？故以辛苦温降之吴茱萸为君，盖辛以散逆，苦以泄逆，温以顺逆，降以敛逆，然后以甘温之参、姜、大枣补太阴之气，而使之不受所侮，究之仍不失为温肝温肾之义，斯为神妙耳。

吴茱萸汤

吴茱萸一升，洗　人参三两　生姜六两，切　大枣十二枚，劈

以上四味，以水七升，煮取二升，去滓，温服七合，日一服。

一二条　少阴病，下利，白通汤主之。

纯阴无阳之症，逼微阳于无何有之乡，主此汤。而名之曰白通者，盖用姜附以大温之，又恐真阳微极，而其所居之位，为寒邪捍格①，而温药无可通之路，故以辛热之葱白，体空气利，为通阳之针线耳。

一三条　少阴病，下利脉微者，与白通汤。利不止，厥逆无脉，干呕烦者，白通加猪胆汁汤主之。服汤脉暴出者，死。微续者生。

下利脉微，用白通以通其阳，宜其利止脉起矣，乃反厥逆无脉，干呕烦者，是阴极格阳、水火不相入也。阴极格阳，故干呕反烦；水火不相入，故利不止。且温热之性，不能下通，反资其外逆之气，故厥逆。厥逆，故无脉也。仍于白通汤内，以咸寒而熟走其腑者，为使，则直至下焦，而为本家之说合，故加人尿。因温热之性格拒于上而呕烦，故加苦寒之猪胆汁，包裹姜附，而偷过上焦，且以苦而泄其逆也，故加胆汁。脉暴出，与除中之义同，故死。微续，则如火之始然，泉之始达，

---

① 捍格：互相抵触，格格不入。

故生。

白通汤

葱白四茎　干姜一两　附子一枚，生用去皮切八片

以上三味，以水三升，煮取一升，去滓，分温再服。

白通加猪胆汁汤

葱白四茎　干姜一两　附子一枚，生用去皮切八片　人尿五合

猪胆汁一合

以上三味，以水三升，煮取一升，去滓，内胆汁、人尿和令相得。分温再服，若无猪胆，羊胆亦可用。

一四条　少阴病，二三日不已，至四五日，腹痛，小便不利，四肢沉重疼痛，自下利者，此为有水气，其人或咳，或小便利，或下利，或呕者，真武汤主之。

小便利，当作不利。盖利则不致有水气，并无下利等症，且可不必主真武汤矣。寒邪内盛，微阳畏服，而不能分布水气，故积至五六日，而寒水相搏，下而侵脾，则腹痛，侵小肠、膀胱，则转运之阳气阻塞，故小便不利，甚则水谷不别，总由大肠而下利，或其水气外侵四肢，则沉重疼痛，或上而侵肺，则咳，侵胸，则呕，总由肾中真阳消索，故阴寒上逆，以致昏垫之祸。用真武汤壮火以渗水，补阳以泄阴，而奠定之功，直与神禹同垂百世矣。

一五条　少阴病，下利清谷，里寒外热，手足厥逆，脉微欲绝，身反不恶寒，其人面赤色，或腹痛，或干呕，或咽痛，或利不止，脉不出者，通脉四逆汤主之。其脉即出者，愈。

此少阴寒邪，上犯胃阳，将阳气逼迫于外者也。脉中营气，起于中焦胃腑，胃因寒逆，故脉欲绝。此通脉者，通其胃中之阳也。条中总以"里寒外热"句为纲领。里寒，故下利清谷，

手足厥逆，脉欲绝，腹痛，干呕。外热，故不恶寒，面赤，咽痛也。利不止，即下利清谷之甚者。脉不出，即脉欲绝之甚者。以辛热之姜附，而统于浮缓守中之甘草，则胃阳复，而阴气退安于下焦，故诸症可除。胃阳复，而营气得通于四末，故脉绝可出也。此条为有阳而格之在上在外，即出者，因通之而即通，如出亡反国之象，故愈。上条为表里无阳，暴出者，因通之而尽出，如失国出亡之象，故死。观或愈或死，止在阳气之有无。知阳气所关甚大，而伤寒之为法甚微矣。

通脉四逆汤

甘草三两，炙平　附子大者一枚，生用去皮破八片　干姜三两，强人可四两

以上三味，以水三升，煮取一升二合，去滓，分温再服。其脉即出者，愈。

加减法

面色赤者，加葱九茎；腹中痛，去葱，加芍药二两；呕者，加生姜二两；咽痛者，去芍药，加桔梗一两；利止脉不出者，去桔梗，加人参二两。

面赤，为格阳于上，葱白，能引阳气下通，故加之。腹痛，为脾脏之寒，故加芍药以敛姜附者，取其内畅脾阳也。呕为胃脘之寒，故用生姜以散之。咽痛者，上焦之逆也，故加桔梗以开提其逆气耳。利止脉不出，是元气已虚，总①然回阳，不能送出营分，故加人参之温以补之也。

一六条　少阴病，脉沉者，急温之，宜四逆汤。

喻氏曰，邪入少阴，宜与肾阳两相搏击，乃脉见沉而不鼓，

---

① 总：同"纵"。

其人阳气衰微可知。故当急温之，以助其阳也①。

一七条　少阴病，饮食入口即吐，心下温温欲吐，复不能吐，始得之，手足寒，脉弦迟者，此胸实，不可下也，当吐之；若膈上有寒饮，干呕者，不可吐也，急温之，宜四逆汤。

此系少阴阳虚之人，寒邪从口鼻，而伤其胸分者也。盖少阴命门之阳，上熟水谷，则为胃阳，胃阳上蒸心肺夹空，则为胸分之阳，而与太阳之气相会。故少阴病虚寒之人，肾阳一衰，则胃与胸分之阳俱弱。寒邪从口鼻之呼吸而入，胸分无阳气以御之送之，遂不出为表热，而且有下侵胃腑之势，故饮食则吐。总不饮食，而欲吐不吐之候当在也。若略迟久，则能从太阳之胸，历阳明之胃，由太阴之腹，而下入少阴，此又另一传法。故当于其始得时，虽手足冷而不出表，脉弦迟而未入脏。盖其所以迟冷之故，则是肾阳衰弱，势必传入，故趁邪在胸间，宜吐以提之也。实者，邪实之谓，倘以饮食则吐，认为阳明病而寒下之，则掣其阳而招之入脏矣，故戒。若膈上积有寒饮，而且干呕无物者，是胸阳不能分运水气，而为肾阴上逆之应，吐之，则愈提其逆，故不可也。当急温之，以救其营脉之迟，手足之寒矣。

一八条　少阴病，下利，脉微涩，呕而汗出，必数更衣。反少者，当温其上，灸之。

此条喻注谓是阴阳两伤，不知系阴阳倒置，非两伤也。若果阴阳两伤，则灸后，当用药以补其阳。第二条灸背寒而用附子汤者，可证。且不得漏却补阴矣，何以灸其上，而并不出方乎？盖阳上阴下，天地自然之理，阴气逆于上，故脉微；而症

---

① 邪入少阴……其阳也：语本喻昌《尚论篇·少阴经前篇》。

见呕，阳气陷于下，故脉涩，而症见汗出。数更衣而反少，明明因下之故，而阳从下陷，又以阳陷之故，而阴从上逆，则所数更衣者，气也，非利也，故所出反少。灸其顶上，以提其阳，则阴自退安于下，故一灸而了无遗议矣。当主督脉顶心之百会穴。《素问》及《甲乙》俱灸五壮。

一九条　少阴病，吐利，手足不逆冷，反发热者，不死。脉不至者，灸少阴七壮。

此与前下利清谷一条，颇同而较轻，而与上条相反之症也。上条为阳陷于下，故灸其上以提之，此条为阳格于外，故灸其内以引之也。盖吐利为本脏寒逆之症，今手足系诸阳之本，不见逆冷，而表反发热，是有阳而特为寒邪外格之故，故不死。治宜灸少阴本经以引之内，反为合矣。（灸以引阳，此云龙风虎之从，各以类应也。）

按少阴络，别走太阳者。曰复留，在内踝上，同身寸之二寸，陷者中，可灸五壮；曰照海，在内踝下，可灸三壮；曰交信，在内踝外上，同身寸之二寸，少阴前、太阴后，筋骨间阴跻之郄，可灸三壮；曰筑实，在内踝上腨分内中，阴维之郄，可灸五壮；曰阴谷，在膝下内辅骨之后，大筋下，小筋上，屈膝而得之，可灸三壮。

二〇条　少阴病，恶寒，身蜷而利，手足厥冷者，不治。

恶寒身蜷，为表无阳，利而手足逆冷，为里无阳。纯阴症，不见一丝阳气，总用姜附以温之，而阳无根蒂，故不治。

二一条　少阴病，吐利烦躁，四逆者死。

吐利，为寒邪极盛。四逆，为阳气竭绝。更加烦躁，则些微之阳，有出亡之势，而不可挽，故死也。盖吐则上脱，利则下脱，躁则外脱，逆则内脱。内外上下之阳，将离脱而去，不死何待乎？

二二条　少阴病，下利止而头眩，时时自冒者死。

喻氏曰，下利既止，似可得生，乃头眩自冒，复为死候。盖人身阴阳，相为依附，阴亡于下，则诸阳之上聚于头者，纷然而动，所以头眩自冒，阳脱于上而主死也。可见阳回利止则生，阴尽利止则死矣①。

二三条　少阴病，四逆，恶寒而身蜷，脉不至，不烦而躁者死。

此条重在"不烦"二字。盖烦为热症，少阴直中之病，总以见热症者为可喜。以其尚有一线之阳也。言少阴病，四逆，恶寒身蜷，脉不至，种种阴寒之症尽见，若更不烦，则毫无热气，且加肾阳已动而躁，则去不可留，虽用辛热以温之，已无及矣，故死。前条多吐利一症，虽烦亦死，以吐利而烦，为亡阴之烦，非阳热之烦也。此条吐利不见，若见烦症，尚可借此一点微热之根，以回其阳耳。是则诸症具，但得不吐利而烦者，不死，不烦而不躁者，亦未遽至于死也。

二四条　少阴病，六七日，息高者死。

直中少阴之症，气多微细，以阳气不足故也。今息高，是寒邪逼阳于上，不能下引气机，而短浮于胸分，则其气海已为阴寒占据，即经所谓胸中多气者，死也。

二五条　少阴病，脉微沉细，但欲卧，汗出不烦，自欲吐，至五六日自利，复烦躁，不得卧寐者死。

此条之死，特死于自利而烦躁，至不得卧寐耳。盖自利之烦，是津液已尽之干烦，自利而躁，是阳所附之妄躁。阴阳并

① 　下利既止……则死矣：语本喻昌《尚论篇·少阴经前篇》。

坏，故主死也。盖谓脉微沉细而欲寐，明系附子汤症，乃失用而至卫气失守，汗出不烦。寒饮屯积，而温温欲吐，则寒水相搏，至五六日而自利，所必然也。加之阴已竭而烦，阳欲去而躁，以至无阴而阳无所依伏，而不得卧寐，温之润之，两无根蒂，故必死也。

少阴经后篇

《尚论》谓凡少阴传经热邪正治之法，悉列此篇，然亦有应入前篇之条，而误入此者，见各条下。

一条　少阴之为病，脉微细，但欲寐也。

少阴本脏，为真阴真阳之根蒂。真阴足，则脉见滑细；真阳足，则脉见沉实。阴阳两足，即合滑、细、沉、实，而曰营、曰石也。今脉微为无阳，脉细为有阴，微而且细，是有阴无阳之诊矣。阴不能自强，当依阳气以为用，今有阴无阳，故止觉困盹而成暮夜之象，但欲寐，而非真寐也。喻氏引《内经》卫气行阳则寤，行阴则寐[①]，是平人之寤寐，非少阴之为病也，谬。此条当入前篇，以其宜温之脉症也。且宜列前篇之首，以其为少阴之提纲也。

二条　少阴病，脉细沉数，病为在里，不可发汗。

细沉，为少阴之本。细沉而数，为少阴之热也。里，指少阴之脏而言。发汗，谓麻附细辛等汤也。此条总言传经直中之禁。盖风寒之邪，从外经传入，一见此脉，当在数一边着眼，用黄连阿胶汤，救真阴以御其热。汗之，则夺血而亡阴矣。若寒邪从本经足内臁之后侧，直入者，一见此脉，当在细沉一边

---

① 卫气行阳则寤，行阴则寐：语本喻昌《尚论篇·少阴经后篇》。

着眼，用四逆等汤，温真阳以提其热。汗之，则泄气而亡阳矣，故曰不可发汗。

三条　少阴病，咳而下利谵语者，被火气劫故也，小便必难，以强责少阴汗也。

此亦当温之症，不误在用火，而误在用火以劫汗。盖少阴之症，寒逆于上则欬，寒逆于下则利。但此宜温之症，不当见液干谵语等症，故知以火劫汗，小便以液短而难也。若系传经热邪，用火劫汗，其为逆岂止如此？一部《伤寒论》，诊法微妙，全在此等夹空处着眼看出，喻注失之。

四条　少阴中风，阳微阴浮，乃为欲愈。

喻氏曰，阳微，则外邪不复内入，阴浮，则内邪尽从外出，故欲愈①。愚谓尤重在阴浮一边，盖阳微犹为入阴之诊，惟阳微而阴浮，经所谓阴病得阳脉，故愈。

五条　少阴病，欲解时，从子至寅上。

喻氏曰，各经皆解于王时，而少阴独解于阳气胎养生长之时。阳进则阴退，阳长则阴消，正所谓阴得阳则解也。然则少阴所主在真阳，不从可识乎②？细按此条，宜入前篇，盖以直中者方贵在阳气，若传经热邪，又当解于壬水王时故也。

六条　少阴病，八九日，一身手足尽热者，以热在膀胱，必便血也。

喻注，八九日，阴邪内解之时，反一身手足尽热，则是少阴之脏邪传腑，肾移热于膀胱之症。以膀胱主表，一身及手足，正躯壳之表故也③。甚是，其谓膀胱之血，为少阴之热所逼。

---

① 阳微……故欲愈：语本喻昌《尚论篇·少阴经后篇》。
② 各经皆解……可识乎：语本喻昌《尚论篇·少阴经后篇》。
③ 八九日……表故也：语本喻昌《尚论篇·少阴经后篇》。

其出必趋二阴之窍，则有弊矣。盖膀胱之血，谓从前阴而出则可，谓从后阴而出，其谁欺乎？当是肾移热于膀胱，而膀胱亦移热于大肠耳。

七条　少阴病，但厥无汗，而强发之，必动其血，未知从何道出，或从口鼻，或从目出，是名下厥上竭，为难治。

喻氏曰，强发少阴汗而动其血，势必逆行而上出阳窍。以诸发汗药，皆行阳经也。动阳明之血，则从口出；动太阳之血，则从鼻出；动少阳之血，则从目出也。厥，为阴阳不相顺接之故。今阳泄于上，则阴以无阳而下厥，阳以阴格而上竭，阴阳有绝离之势。且治厥则有碍于上，治竭则有碍于下，故难治。

八条　少阴病，得之二三日以上，心中烦，不得卧，黄连阿胶汤主之。

少阴肾脏，为阴阳之本。虚邪无体，当依脏真之气以为祟。真阳虚者，邪与阴合，而为阴寒以残贼其阳，既立辛温以救阳之法。真阴虚者，邪与阳合，而为阳热以剥削其阴，又立苦寒以救阴之法也。心中烦者，干也，又热也，不得卧，热邪逼伤真阴，而卫不能内伏之象，故用寒苦之黄连为君，而佐以苦寒之黄芩，所以解其热也。以甘温之阿胶为臣，而副以甘温之鸡子黄，所以滋其干也。然后以下引之芍药为使。藉其引入少阴耳。

黄连阿胶汤

黄连四两　黄芩一两　芍药二两　鸡子黄二枚　阿胶三两

以上五味，以水五升，先煮三物，取二升，去滓，内胶烊尽，小冷，内鸡子黄搅令相得。温服七合，日三服。

九条　少阴病，二三日至四五日腹痛，小便不利，下利不止，便脓血者，桃花汤主之。

此及下条，古注以为寒，寒则本病何以有便脓血之症也？喻注以为热，热则本方何以主温热之药也？二说皆是，而特不能会其全耳。盖寒邪初入少阴，先伤阳气。脾肾二阳，两相为用，肾寒则脾亦寒。故二三日，至四五日，腹痛也，阳气为阴寒所伤，不能分运水道，故并小便不利。及至郁寒成热，热则伤血。积水成利，利则泄气。气伤故便脓，血伤故便血也。是则此症，便血为标，便脓为本。便脓血为标，利不止为本。下利便脓血为标，小便不利而腹痛为本。试问先腹痛，因而下利不止，以及便脓血者，用辛甘温热之剂，为不合法乎？至于阳气治而本寒无化热之根，便脓止，而便血不久当自愈矣。此长沙探本穷源之妙，世人不但不能用其法，亦且不能明其理，而混为饶舌，是可哀也。愚当窃其意而治秋后之利红白者，其效如神。倘本寒尽化标热，无脓而但便血者，只消方中加黄连一味，则标本相当，真假互对矣。方论见本方下。

桃花汤

　　赤石脂一斤，一半生用，一半筛末　干姜一两　粳米一升

　　以上三味，以水七升，煮米令熟，去滓，温服七合，内赤石脂末方寸匕，日三服，愈，余勿服。

　　以赤石脂为君者，其用有三，而固脱不与焉。盖石脂，为石中之髓，能填少阴之空，一也；性温体滑，温以聚气，滑以渗湿，能利气分水而利小便，二也。然后以辛热之干姜，温其气，以甘平之粳米，补其气，则气理而下利可止，气温而便脓可止。总有化热之便血一症，既以下利不止，而泄其热于前，又复分理水道，而清其热于后，则便血当不治而自愈矣。名之曰桃花汤，非止以赤石脂之汤色似桃花也，盖月令桃始华，则阳气转，而寒已去，为春和景明之象耳。

一〇条　少阴病，下利便脓血者，桃花汤主之。少阴病便脓血者，可刺。

下利便脓，是本寒，惟便血，是化热。虽无腹痛一症，亦用桃花汤以治其本也。若不下利，而但便脓血，则是单热以伤其气血，便不得用此汤以犯其热，可刺少阴经穴以泻之。盖热可刺，而寒不可刺也。喻注"上文之互意"①，非。按肾脏之俞穴，其井曰涌泉，在足心陷者中，屈足卷纸宛宛中，足少阴脉之所出也，可灸三壮；其荣曰然谷，在足内踝前起大骨下陷者中，足少阴脉之所流也，灸可三壮；其俞曰太溪，在足内踝后跟骨上动脉陷者中，足少阴脉之所注也，可灸三壮；其经曰复留，在足内踝上二寸陷者中，足少阴脉之所行也，可灸五壮；其合曰阴谷，在膝下内辅骨之后，大筋之下，小筋之上，足少阴脉之所入也，可灸三壮。又按足少阴肾之腑为膀胱，其井为至阴，在足小指外侧，去爪甲角如韭叶，足太阳脉之所出也，可灸三壮；其荣为通谷，在足小指外侧本节前陷者中，足太阳脉之所流也，可灸三壮；其俞为束骨，在足小指外侧本节后赤白肉际陷者中，足太阳脉之所注也，可灸三壮；其原为京骨，在足外侧大骨下赤白肉际陷者中，按而得之，足太阳脉之所过也，可灸三壮；其经为昆仑，在足外踝后腿骨上陷者中，细脉动应手，足太阳脉之所行也，可灸三壮；其合为委中，在腘中央约文中动脉，足太阳脉之所入也，可灸三壮。

一一条　少阴病，下利，咽痛，胸满，心烦者，猪肤汤主之。

此系津液下泄，阳气上浮，胃中空虚，客气动膈之症也。

① 上文之互意：语本喻昌《尚论篇·少阴经后篇》。

初因寒而下利，下利，则津液泄而胃空，于是客气以正虚而动膈，故胸满也。此惟润阴津，填胃气，为正治。故以甘寒之猪肤以润燥，甘平之白粉以益胃。润燥，则咽痛心烦可止。益胃，则下利胸满可止矣。猪肤谓毛根薄皮，喻氏谓猪皮之去肥白者①。旧注非。喻说为是。但其云与熬香之说不符，则误也。盖熬香者，单将白粉炒香，非与猪肤同炒而香也。本方自明，识者鉴之。

猪肤汤

猪肤一斤

上一味，以水一斗，煮取五升，去滓，加白蜜一升，白粉五合熬香，和相得。温分六服。盖谓以猪肤煮汤成，去滓，后入蜜，并熬香之白粉和匀，分六服耳。

一二条 少阴病，二三日，咽痛者，可与甘草汤，不差者，与桔梗汤。

少阴初病而咽痛者，因邪入少阴，其脏中阳热之气，为寒邪所逆而上浮，故咽中紧痛也。与甘草汤者，以甘草生用，能清浮热，而散逆气，故咽痛可愈。若不瘥则是所逆之气不能宣畅，故于本汤加辛温之桔梗，盖辛以宣之，温以畅之也。夫寒邪始入少阴，当借脏真之阴阳以为寒热。脏中阴偏胜，则从阴而贼阳，阳偏胜，则从阳而贼阴。今二三日而但见咽痛，寒热未判，故但用空灵淡宕之甘草桔梗二汤，以为前驱，其不欲以大温大润，无端而喜功生事，可知矣。

甘草汤

甘草二两

---

① 猪皮之去肥白者：语本喻昌《尚论篇·少阴经后篇》。

上一味，以水三升，煮取一升，去滓，温服七合，日一服。煮一升而服七合。其余者，将零碎为漱耳。

桔梗汤

桔梗一两　甘草二两

上二味，以水三升，煮一升，去滓，分温再服。

一三条　少阴病，咽中痛，半夏散及汤主之。少阴病，咽中伤，生疮，不能言语，声不出者，苦酒汤主之。

此即上条之较重者，半夏散及汤，并苦酒汤，即甘桔二汤而更进之，非另一法也。盖前条曰咽痛，是咽则痛，不咽则不痛。此曰咽中痛，则无时不痛矣。故前条以甘草缓逆，此则易半夏以降逆矣。前条以桔梗宣逆，此则易桂枝以散逆矣。至于咽中不特痛而且生疮，以至痛而不能言语，更至声不出者，则是咽中与会厌俱受阴火之逆，而因疮肿重之故，彼辛热之桂枝，又在当禁，故少用降逆之半夏，佐以甘寒滋润之鸡子清，而以酸敛之苦酒煮之，则降阴火而滋干热俱得之药。满蛋壳煎止三沸服，宜少少含瞧，所谓补上治上，制宜缓小也。

半夏散及汤

半夏洗　桂枝去皮　甘草炙各等分

以上三味，各别捣筛，合治之，白饮和服方寸匕，日三服。若不能散服者，以水一升，煮七沸，内散一二方寸匕，更煮三沸，下火令小冷，少少咽之。

苦酒汤

半夏十四枚，洗破如枣核大　鸡子一枚，去黄内上苦酒着鸡子壳中

上二味，以半夏着苦酒中，以鸡子壳置刀环中，安火上，令三沸，去滓，少少含咽之，不瘥，更作三剂服之。

一四条　少阴病，四逆，其人或欬或悸，或小便不利，或

腹中痛，或泄利下重者，四逆散主之。

此条重在四逆一症，但逆虽似厥而微，其实大有分别。盖手足为阳气之充，胃中真阳为热邪所伤，于是阴阳格拒于胃，而阳气不充于四末，故四逆也。与厥阴，厥宜下之之热厥，颇同，而与宜温之寒厥大异也。故以芍药之走里，配以甘草之守中者，盖因阳气之根，逆于胃故也。然后以柴胡解其邪热，以枳实去其结气，邪结平而真阳透出，故四逆自愈。不用汤而用散，正欲其留连胃中也。

四逆散

甘草炙　枳实破水渍，炙干　柴胡　芍药

以上四味，各十分捣筛，白饮和服方寸匕，日三服。

加减法

欬者，加五味子、干姜，各五分，并主下利；悸者，加桂枝五分；小便不利者，如茯苓五分；腹中痛者，加附子一枚，泡令析；（令析疑衍或曰当是冷淅之讹。盖战栗而泄利下重也，与韭白升阳之意，颇合亦通。）泄利下重者，先以水五升，煮韭白三斤，取三升，去滓，以散三方寸匕，内汤中，煮取一升半，分温再服；咳者，肺寒而气张，故以干姜温之，五味敛之；下利，胃寒而脾气散，故亦所宜也；悸者，心阳虚，故加桂枝。茯苓淡渗，故小便不利者加之。腹痛为寒，故加附子。泄利下重，为阳气下陷，故以韭白煮汤，取其升阳也。

一五条　少阴病，下利六七日，欬而呕渴，不得眠者，猪苓汤主之。

下利六七日，则阴虚。阴虚则阳气无所伏而上逆，故欬而呕渴，心烦不得眠也。猪苓汤，滋阴而利小水。滋阴，则上逆之阳下伏，而渴呕等症可愈；利小水，则水谷分而下利亦愈。

此万全之计也。

一六条　少阴病，得之二三日，口燥咽干者，急下之，宜大承气汤。

此平日阳胜阴亏之人，故入少阴二三日，而热邪剥削真阴，便见口燥咽干之症。虽属上焦，而实则下焦阴精为邪热所伤，反吸太阴阳明之液故也。是宜急下其热以存阴。否则，肾水枯涸而莫救矣。

一七条　少阴病，自利清水，色纯青，心下必痛，口干燥者，急下之，宜大承气汤。

此条来路渊微，颇难理会，故诸家俱不得其真解。盖胃实，再无自利一症，利则脾实积去而愈矣，何至心下尚痛也？自利亦再无胃实一症，实则利当早止矣，何以心下痛，而尚利清水也？不知此条，却是阳经，或太阴经病时，胃中宿垢，已有热实之势，及邪传少阴，则又从肾中之阴化而自利矣。夫宿食已结而不能下，新食未入而无可下，惟所饮之水，从旁偷下，所利者，焉得非清水耶？且肝肾为子母，有互相犹助之应。胃中热，实于上，肾中阴泄于下。母借子气以应，自利色青者，肝木之气也。况口中干燥，是上中二焦已有取资于肾之势，而肾阴不立尽乎？故宜下其胃实以救阴为急也。喻注热邪传少阴，逼迫津水，注为下利，及阳邪暴虐，与阴邪无异①等语，肤陋不堪。

一八条　少阴病，六七日，腹胀不大便者，急下之，宜大承气汤。

前条重在二三日，盖谓二三日者，津液不该伤，而干燥已

---

① 热邪……与阴邪无异：语本喻昌《尚论篇·少阴经后篇》。

见，久则愈无及矣，故急下之，以早救于前也。上条重在心下痛，夫利清水而色青，不该有心下痛等症，是前已失下，故宜急下以补救后也。此条又重在六七日，夫腹胀而不痛，人多不加意，而六七日不大便，为日既久，故宜急下之，以救于人所因循也。

一九条　少阴病，负趺阳者，为顺也。

此为少阴病，阳盛阴虚者，顺；阴盛阳虚者，逆。盖寒邪中人，当因人之阳气以为寒热。阳盛则寒邪从阳而化热，热气上炎，则胃家热实以吸肾精。为烦，为热，为渴，此即少阴负趺阳也。而大承、黄连阿胶、猪肤等汤，下之润之，为功颇易，且条中死症甚少，故曰顺也。阳虚，则寒邪从阴而化寒，寒气上逆，则胃家虚冷以积外饮。为呕，为利，为逆，为厥，此即趺阳负少阴也。然而附子、白通、四逆、通脉等汤，温之补之，取效颇难，且条中死症甚多，故不言逆，而逆在其中矣。当与合病中"其脉不负者顺"参看。喻注似是而非，其谓土不能制水，其水得以泛滥①，岂肾中真有水以上泛乎哉？

---

①　土不能……得以泛滥：语本喻昌《尚论篇·少阴经后篇》。

厥阴经总说

按厥阴本气，亦分光于肾阳。但阳气亲上，原为阴脏所贵。而肝居至阴之下，比之太少二阴为尤甚也。经曰：肝藏血，其津液较他经略胜。故是经多血少气，而条中救阳之法，十居八九，救阴之法，十止二三者，此也。其体阴滞，而性喜温畅。故脉浮为欲愈，脉数为病退，脉微迟为未减，脉不还为死也。其隧道从足大指之大敦穴，历足正内廉，上阴器，入少腹，属肝络胆，内行连脾胃，过胁贯膈，通心肺，及喉舌，系目。故症则见足胫逆冷，阴囊缩，少腹冷结，及吐逆、胀满、自利、咽痛、目赤等候。其所属在筋，故厥则抽掣而好蜷。其本乡为肝，肝主生血，故邪实者，多见于或吐或便也。其人青色粗理者肝大，大则迫胃近咽，膈胁苦痛，广胸及骸者肝高，高则支贲，胁为息贲，合胁兔骸者肝下，下则迫胃，胁下空，易受邪，胁骨弱者肝脆，脆则善病消瘅而见伤。其见于面部者，在下极下一指，其本色则青如翠羽者吉。又曰：生于肝者，如以缟裹绀，又青欲如苍璧之泽，不欲如蓝。又曰：青如草兹者死，肝者，筋之合，筋聚于阴器，而络舌本，肝木不荣，则筋急，筋急则引舌与卵，故唇青舌蜷卵缩者，庚笃辛死。其音角，忌见商，商者，坚薄而上扬也。传经热邪，则兼征，直中阴寒，则兼羽，易则皆为欲愈。

厥阴全篇说

《尚论》将少阴传经直中，分为宜温宜清。作前后二篇，虽知非原书浑朴旧次。然其情理颇为恰当，似亦易麻冕以纯之俭也。夫三阴同例，既将少阴诸条分编前后，而于太厥二阴，却又夹杂混次，而皆曰全篇，岂以二经独无传经、直中之别耶？今将此经及前太阴篇各条下，俱分别注明，庶于尚论分少阴之意，不无小补，而于仲景原书，或鲜割裂之罪乎？

一条　厥阴之为病，消渴，气上撞心，心中疼热，饥而不欲食，食则吐蛔。下之利不止。

此由他经传入厥阴之症也。厥阴经之性，与少阳相似，而更甚，病则善逆，但传经之热邪，多上逆，直中之寒，邪多下逆。下逆，则挟虚寒以侮其所胜，故下焦为之下利。上逆，则夹实热以授其所生，故上焦为之消渴，上撞疼热也，气上撞心，心中疼热，即消渴之注脚。盖消水而渴，皆因厥阴之阴火乘热而上撞，故津液炙干，借资于水，而水为之消也。胃中津液不足，而邪火胜之，故饥状，木邪伤其胃中之真气，故不欲食，正与少阳之默默不欲食同。蛔性避寒就热，厥阴之症，上热下寒，故蛔皆上聚，食则闻香而上，故吐出也。此宜主黄连阿胶汤为合。若误下之，则利不止矣。盖木邪既横，又下之，以击脾胃之无辜。脾阳胃阳俱冷，木气下逆而愈凌之，故其利不止也。

二条　厥阴中风，脉微浮为欲愈，不浮为未愈。

此直中厥阴，先厥后热之症也，脉微浮者，微为邪退，浮为阳起，故为欲愈。盖厥阴有厥阴之表，厥阴脉浮，必厥去而发热，即下文厥热相应而自愈之理。若不浮，则微为无阳。非厥阴之所宜也，故未愈。

三条　厥阴病，欲解时，从丑至卯上

四条　厥阴病，欲饮水者，少少与之愈

此亦传经之病也，传经故热，热故引水自救，而欲饮水，少少予之，即太阳条中利胃气之意。

五条　诸四逆厥者，不可下之，虚家亦然。凡厥者，阴阳气不相顺接，便为厥。厥者，手足逆冷者是也。

此直中厥阴之症也。四逆与厥有辨。喻氏谓厥即逆之根，非是。盖四逆者，胃阳虚微，又为邪气闭住其微阳，不得畅于四末，故逆冷。比厥症少战及抽掣二候。厥则风木之性，其流动疏析处，为寒邪把住，遂与诸阳之气不相贯，冱阴①外逆，则手足逆冷，微阳欲窜，故筋脉抽掣，而其治法，同在通胃阳为主，故四逆与厥，俱不可下之以伤其胃阳也。下之，则愈厥，而利不止，遂成死症矣。虚家阳虚，故亦禁下。下文四句，虽是解厥，却正是言厥之不可下处，言阴阳不相顺接而厥，下之则阳竭而愈不相接矣。

六条　伤寒脉迟六七日，而反与黄芩汤彻其热。脉迟为寒，今与黄芩汤，复除其热，腹中应冷，当不能食，今反能食，此名除中，必死。

除者，净尽之义，谓将阳气刨根而出于外也。如灯将灭而复明，日将落而返照，故必死。

七条　伤寒始发热六日，厥反九日而利。凡厥利者，当不能食，今反能食者，恐为除中。食以索饼，不发热者，知胃气尚在，必愈，恐暴热来出而复去也。后三日脉之，其热续在者，期之旦日夜半愈，所以然者，本发热六日，厥反九日，复发热三日，并前六日，亦为九日，与厥相应，故期之旦日，夜半愈。

① 冱（hù户）阴：天气阴晦，积冻不开。

后三日脉之，而脉数，其热不罢者，此为热气有余，必发痈脓也。

厥阴伤寒，以阳胜为顺，但阳气有起伏。阳起则热，阳伏则厥。厥热相当，厥多于热为逆，为病进。热多于厥为顺，为欲愈。厥甚必利，热甚必痈。此厥热顺逆之例也。故其谓厥阴一起，发热六日。论厥热相应之理，厥亦宜六日。今厥九日而利，是寒胜于热，当不能食，而反能食者，反常也。故恐阳气离根入胃而为除中。索饼即面饼，除中者，阳气无根，食之必不胜而发热。若不发热者，如胃气素壮而能消谷，故知厥利将自止，而必发热以愈也。然又有暴热来出于胃，其热将复去者，又非即愈之症。后三日脉之，其热续在，则热非暴热，而为阳胜之热，故愈期可定。且日夜半，为阳气官旺生长之候故也。次非厥多于热而能愈。以后三日其热续在，与厥之九日相应，得厥热之常也。再至三日，脉数不减，热不罢。并前后之热为十二日。夫厥至九日，是热甚于厥，热甚则气血两伤，气伤而痈，血伤而脓。所必至也。痈脓当指咽喉口舌而言。如下文咽痛喉痹之类，非重症也。喻氏谓厥阴主血，热血久持，必至壅败①，是谓肝伤之应，大失仲景厥阴重阳重热之旨矣。

八条 伤寒，先厥后发热而利者，必自止，见厥者复利。伤寒先厥后发热，下利必自止，而反汗出，咽中痛者，其喉为痹。发热无汗，而利必自止，若不止，必便脓血，便脓血者，其喉不痹。

喉痹即上文所谓痈脓者是。此条就厥、热、汗、利、喉痹、

---

① 厥阴主血……至壅败：语本喻昌《尚论篇·厥阴经全篇》。

便脓血六症，分为三段。以辨析病机之上下内外耳。自首至见厥复利为一段。言厥利热止，紧紧相跟，以或阴或阳气并于一也。自伤寒先厥，至其喉为痹四句为二段。自发热至末五句为三段。二段三段总言除却厥而利不止之重症，故无论其发热而利止，汗出者是热郁于在上在外，故咽痛喉痹、发热无汗而利不止，是热逆于在下在内，故必便脓血，其曰便脓血者，喉不痹则知喉痹者，不便脓血。长沙启后之婆心，可谓谆切著明矣。

　　九条　伤寒一二日至四五日厥者，必发热。前热者，后必厥；厥深者，热亦深；厥微者，热亦微。厥应下之，而反汗者，必口伤烂赤。

　　此条之厥，与他处不同。他处为冷厥，此为热厥故也。盖直中厥阴，则先厥后热，故冷，而禁下。传经，则先热后厥，故热，而宜下也。言厥阴伤寒，其直中、传经二症，除厥而不返死症外，余皆热厥相应。如先厥一二日，或四五日，后必热而与厥相应。此句是客，如前热一二日，或四五日，后必厥而与热相应。此种先热后厥之症，与寻常冷厥大异。盖其内既热，又与阴阳不相顺接，则是热逼阴气于外而厥。故将前后相应之理，变为内外，外厥冷至肘膝而深者，内热亦深，外厥冷止手足而微者，内热亦微。热厥与阳明胃实同治，以胃实而阻塞阳气，不得外通也，当视其热之深微，而量主大小承气以下之。若因厥冷而误为太阳恶寒症，反用汤药，以发其汗，则干以济热，而且提热于上，则不特咽痛喉痹，而且口伤烂赤矣。汗药且戒，况温药乎？喻注谓厥阴无峻下之法①，亦未就热深厥深

_____

　　①　厥阴无峻下之法：语本喻昌《尚论篇·厥阴经全篇》。

一九一

者，而细究其旨耳。

一〇条　伤寒病，厥五日，热亦五日，设六日当复发厥，不厥者自愈。厥终不过五日，以热五日，故知自愈。

此当与前第七条参看。盖厥五日，热亦五日，为厥热相应，已当愈矣，设热六日，当补厥一日。今不厥，是阳多于阴，故必自愈，然恐未免于咽痛耳。

一一条　伤寒脉微而厥，至七八日肤冷，其人躁，无暂安时者，此为脏厥，非蛔厥也。蛔厥者，其人当吐蛔。今病者静，而复时烦者，此为脏寒。蛔上入其膈，故烦，须臾复止，得食而呕，又烦者，蛔闻食臭出，其人当自吐蛔。蛔厥者，乌梅丸主之。又主久利。

此条是就厥中剔出蛔厥一种，而细辨之者也，前五句言脏厥是客，后十二句言蛔厥是主。厥者，脏中真阳虚微，寒邪又固蔽之。因与四末诸阳不通之应，脏厥则不特不通，而且有逼之出亡之势。喻氏谓即厥不回者①，诚是也，蛔厥者，其人脏寒，故中下焦亦寒。胸为阳位，比他处较热，蛔性喜暖，故欲上入，膈为宗气之城郭。众蛔扰之，宗气乱而不与阴相接，故烦而厥矣。与脏厥不同，脏厥死，而蛔厥生也。主本方者，其神妙之用，真有不可思议者。君乌梅，酸以入肝也，余药少于乌梅，则从其性而俱为入肝可知。本为脏寒，故以姜附温之。本为脏虚，故以人参补之，夫厥为阴阳不相接之故。用细辛者，所以通其阳气也。用桂、归者，所以和其阴气也。蜀椒，辛热而善闭，盖温补其阳而更为封固之耳。至于以连、柏为佐者，

---

① 即厥不同者：语本喻昌《尚论篇·厥阴经全篇》。

又因脏寒而遽投辛热之品，阴阳相格，水火不相入者，常也，故用苦寒以为反佐，如白通汤之加人尿、胆汁者，一也。且少厥二阴为子母，厥阴阳微，其来路原从少阴，加黄连于乌梅之次，而尊于众药，且以黄柏副之，是温厥阴，而并分引其热，以温手足之少阴，二也。至其酸苦辛辣之味，为蛔所畏，而使之俯首，则又其余义矣。借之以主久利，其方义如壶天，又是一番世界。绝非主蛔厥之用意也。盖利起本寒，成于化热，始于伤气，久则脱血，故辛热以治本寒，苦寒以治化热。蜀椒固气，而以细辛提之，当归益血，而以桂枝行之，加人参合补气血，而总交于乌梅之酸温，所以敛止其下滑之机致而已。喻氏以肾阳胃阳①之说，矜其独创。不知五脏六腑中，俱有精汁，俱有真气。精汁者，阴也；真气者，阳也。但六腑属阳反俱重精汁，五脏属阴，反俱重阳气，孰谓惟肾与胃才有之耶？故心阳微则悸，肝阳微则厥，脾阳微则泄利䐜胀，肺阳微则咳，而气不足息，肾阳微，则躁欲绝矣。

乌梅圆

乌梅三百个　细辛六两　干姜十两　黄连一斤　当归四两　附子六两，泡　蜀椒四两，去子　桂枝六两　人参六两　黄蘗六两

以上十味，各捣筛合治之，以苦酒渍乌梅一宿，去核，蒸之，五升米下饭熟，捣成泥，和药令相得，内臼中，与蜜，杵二千下，圆如梧桐子大，先食饮服十丸，日三服，稍加二十圆，禁生冷滑物臭食等。

一二条　伤寒热少厥微，指头寒，默默不欲食，烦躁，数

---

① 肾阳胃阳：语本喻昌《尚论篇·厥阴经全篇》。

日小便利，色白者，此热除也，欲得食，其病为愈。若厥而呕，胸胁微满者，其后必便血。

厥阴得邪厥逆，其逆气或上或下，与少阳同，热少厥微，而仅指头寒，则其逆气原不甚，但默默不欲饮食，则是热从上逆为多，而阻其下运之机故也。今上热而烦，下寒而躁，数日忽小便利，是上逆之气下通，其色白，是上逆之热解除也。再加欲得食，胃中下运之机已动，故为欲愈。若前症具，而小便不利且不欲食。但厥，呕，胸胁烦满者，是其上逆之热，久而不解，则热伤胃中之阴血。将来必从大便而出，可知矣。

一三条　伤寒发热四日，厥反三日，复热四日，厥少热多，其病当愈。四日至七日，热不除者，必便脓血。伤寒厥四日，热反三日，复厥五日，其病为进。寒多热少，阳气退，故为进也。

厥阴伤寒，以厥热相应，为阴阳起伏之常，故愈而无弊，厥少热多者，为阳太过，热少厥多者，为阴太过。阳盛虽愈，必便脓血，阴盛不愈，而且下利便脓血者，生，下利者，多死，甚矣。三阴之重，真阳也有是夫。

一四条　伤寒六七日，脉微，手足厥冷，烦躁，灸厥阴，厥不还者，死。

微为脉无阳，厥为症无阳，更加阴不足而烦，阳欲去而躁。阴不足，不宜服阳药以剥阴；阳欲去，灸厥阴而不还，则无回之之日矣。

按脏俞，肝之井曰大敦，在足大指端，去爪角如韭叶，及三毛之中，足厥阴肝之所出也，可灸三壮。其荥曰行间，在足大指之间，动脉应手陷者中，足厥阴肝之所流也，可灸三壮。其俞曰太冲，在足大指本节后二寸陷者中，动脉应手，足厥阴肝之所注也，灸可三壮。其经曰中封，在足内踝前一寸半陷者中，仰足而取之，伸足乃得之，足厥阴肝之所行也，灸可三壮。其合曰曲泉，在膝前辅骨下，大筋上、小筋下、陷者中，屈膝而得之。足厥阴肝之所入也，灸可三壮。又足厥阴之合曰曲骨，在脐下五寸，可灸五壮。其大络曰急脉，即睾之系也，在阴毛中阴上两旁二寸半，按之应指，甚按则痛引上下，中寒则上引少腹，下引阴丸，可灸，而不可刺，宜五壮。

一五条　伤寒发热，下利厥逆，躁不得卧者，死。

发热，是阳浮于外。下利，厥逆，是阴盛于内，加之躁不得卧，是些微之真阳，为阴寒所逼，有尽出以从表阳之势，阴阳相脱故死。

一六条　伤寒发热，下利，甚至脉不止者，死。

厥阴伤寒，但凡发热，则厥利便止。但凡厥利，则发热便止，以阴阳起伏之气，常并于一也。今热而利甚，厥不止，是阳脱于在上在外，阴脱于在下在内，虽比上条无躁症，其主死则同。以其比上条之厥利为甚也。

一七条　发热而厥，七日下利者，为难治

发热而厥七日，当作一句。盖七日之内，热而且厥，已见阴阳格拒，各自为用之应。尚至七日，是病发于阳之愈期，当厥止而愈为幸，乃反下利，是阳负而阴寒将胜矣。虽未至于遽死，而周旋于阳微阴盛之际，盖亦难矣。

一八条　伤寒六七日，不利，便发热而利，其人汗出不止

者，死。有阴无阳故也。

厥阴不下利，最是好处。六七日是自愈之期，反发热而利，夫热与利不该并见。明是阳脱于上，阴脱于下之征，又加汗出不止，乃津液随微阳而外散，故死。

一九条　病者手足厥冷，言我不结胸，小腹痛满，按之痛者，此冷结在膀胱关元。

结胸为阳热，故结在阳位之胸分，而手足热，冷结为阴寒，故结在阴位之膀胱关元，而手足冷，曰冷结在膀胱关元，见按之虽痛，不得从结胸寒下之例也。

二〇条　伤寒五六日，不结胸，腹濡，脉虚复厥者，不可下，此为亡血，下之死。

三阳治例，结胸，宜陷胸。腹满，宜大承。今不结胸而腹濡，且脉不实而虚，加之手足厥冷，此必不可不下，不特厥，为阳微，以脉虚，是无血之诊，下之以泄其津液，则死矣，厥阴无结胸症，以其无表邪内陷也，然条中每每借言之者，以厥阴症中，有从阳经结胸未解，而传之者，非厥阴本症，不可不知也。

二一条　手足厥寒，脉细欲绝者，当归四逆汤主之。若其人有久寒者，宜当归四逆加吴茱萸生姜汤主之。

脉细，为阳虚，脉欲绝，为阴虚。手足厥寒，而脉细欲绝，是阴阳两虚之候，故与聚阳气之桂枝汤内，而君以补血之当归加细辛、通草以宣发其阳气耳。若脉已如彼，而其人内有久寒者，宜于本汤补阴之中，加吴茱萸之温，生姜之热，以兼理其寒逆也。要之，二汤俱系资阴阳，以启其自汗者也，至其用桂枝之变法，神妙莫测，真有上下九天九地之幻。夫桂枝汤之号召阴阳，其义已见本汤下，乃忽焉加芍药，则使下引内入以畅脾阳，忽焉加芍药，而并加胶、饴，则使之内引上托，而建中气，忽焉加当归，增大枣，只以细辛、通草为使，则使之深入肝肾，而为温之、润之之剂，长沙制方之意，可因此而悟其余矣。

当归四逆汤

当归三两　桂枝三两　芍药三两　细辛二两　大枣二五个　甘草二两　通草即木通，二两

以上七味，以水八升，煮取三升，去滓。温服一升，日三服。

当归四逆加吴茱萸生姜汤

当归三两　芍药三两　甘草二两，炙　通草二两　桂枝三两，去皮　生姜半斤，切　细辛二两　大枣二五枚，劈　吴茱萸二斤

以上九味，以水六升，清酒六升，和煮，取五升，去滓，温，分五服。

二二条　大汗出，热不去，内拘急，四肢疼，又下利，厥逆而恶寒者，四逆汤主之。

大汗，热不去，则是真阳虚而不能送邪外出，里阴盛而逼阳外越之汗也。真阳虚而不能送邪外出，故内拘急而四肢疼。裹阴盛而逼阳外越，故下利厥逆而恶寒。主四逆以温里，则回阳而阴邪自散矣。

二三条　大汗，若大下利，而厥冷者，四逆汤主之。

大汗，下利，原能两亡阴阳，但不烦而仅厥冷，则阴气有余而阳虚可知，故主四逆以救阳也。

二四条　伤寒脉促，手足厥逆者，可灸之。

促为阴不足之脉，厥为阳不足之症，阴虚者，不宜遽投姜、附，故但以灸法回之耳。

二五条　伤寒脉滑而厥者，里有热也，白虎汤主之。

血得热而流动，故脉见滑，厥则热甚而拒阴于外，故曰里有热也，甘寒之白虎汤，为最当矣，此传经之症也。

二六条　病人手足厥冷，脉乍紧者，邪结在胸中，心下满而烦，饥不能食者，病在胸中，当吐之，宜瓜蒂散。

此亦风寒之邪，从口鼻而入胸分，胸分之阳为邪所扰，而不能透于四末，故厥冷，脉紧。外为厥之应，内为结之应，脉乍紧，则知手足亦乍厥，而邪亦乍结胸中也。心下满，不能食，为寒。因饥与烦，为风。因外不在表，内不在脏，故可用吐以越之。此非厥阴病，系太阳之症，以手足厥冷似厥阴，故尚论误入此耳。

二七条　伤寒厥而心下悸者，宜先治水，当主茯苓甘草汤，却治其厥；不尔，水渍入胃，必作利也。

此条之悸与心阳虚而空悸者，不同，盖阳微则不能运饮，而积于心下，以致心中戚戚不自宁者，是也。与太阳饮水多而悸者正同，此亦非厥阴之症也，太少二阳俱有之。

二八条　伤寒六七日，大下后，寸脉沉而迟，手足厥逆，下部脉不至，咽喉不利，唾脓血，泄利不止者，为难治，麻黄升麻汤主之。

先以大下伤阴，阴伤则上焦清阳之气下陷，故寸口脉见沉迟，手足厥冷，泄利不止。又阴伤则下焦浊阴之火上逆，故下部脉不至，咽喉不利，吐脓血，然非无阳之比。不过因阴虚而下陷，故以补血之当归为主，滋阴之葳蕤、天冬为佐，而使以下引之芍药也。阳陷，故以提阳之升麻为主，佐以温气之干姜、桂枝，而使以补中之甘草也，阴火上逆，以致咽喉不利，而吐脓血，故加苦寒之知、芩，甘寒之石膏，以降之，水谷不分，以致并趋大肠而泄利，故加温渗之苓、术，以理之，然后总统于甘温之麻黄，则阴阳各得其位，而漐然汗解矣，注谓病惟表里错杂，药亦兼而调之，笼统肤陋，是不知本症，本方者也。此亦太阳误下之坏病，而非厥阴之症。

麻黄升麻汤

麻黄二两半　升麻一两一分　当归一两一分　知母　黄芩　葳蕤各十八铢　石膏碎绵裹　白术　干姜　芍药　天冬去心　桂枝　茯苓　甘草炙，各六铢

以上十四味，以水一斗，先煮麻黄一两沸，去上沫，内诸药，煮取三升，去滓，分温三服，相去如炊三斗米顷，令尽，汗出愈。

二九条　伤寒四五日，腹中痛，若转气下趋少腹者，此欲自利也。

腹中痛，为寒，寒为欲利之根，转趋少腹，为下坠，下坠为欲利之应，故知自利也。但此条是合论三阴，并太少二阳，非单指厥阴也，余试之屡矣。

三〇条　伤寒本自寒下，医复吐下之，寒格更逆吐下，若食入口即吐，干姜黄连黄芩人参汤主之

吐能提气，气上则热，故吐家多烦，以膈中热，燥其津液故也。利能破气，气泄则寒，故利家多寒。呕以胃中虚冷，不受食故也。盖谓伤寒，寒邪入胃，而自下利，医家不行温法，而杂用吐下以误治之。吐则逆热于胸分而格，利之寒入

于胃，故更吐更下也。甚至食入即吐。则利不止，而胸愈热矣，故用干姜、人参以温补其胃中之虚寒，所以救误下也。用黄连、黄芩以清理其胸中之逆热，所以救误吐也，究之虚火降而胃阳来复，则本自寒下之症亦愈矣。喻氏于伤寒诸方，颇有得长沙之旨者。至其论症，依愚鄙之见所以心服者，十无二三也。此条固非论厥阴，亦并非论少阴之症，当是合论少阳、太阴二经耳。盖太正二阳，本自寒下之症甚少，惟协热之利居多。少厥二阴，虽有之，若一误行吐下，则厥躁立死，为逆岂止如此。惟少阳之邪下逆而腹痛，太阴脏中有寒，俱有本自寒下之症，且略能担得吐下故也，明者详之。

干姜黄连黄芩人参汤

干姜三两，去皮　黄连三两，去须　黄芩三两　人参三两

以上四味，以水六升，煮取二升，去滓，分温再服。

三一条　下利，脉沉而迟，其人面少赤，身有微热，下利清谷者，必郁冒汗出而解，病人必微厥。所以然者，其面戴阳，下虚故也。

汗出而解，是解郁冒，非诸症全解之谓。阴寒内盛，故下利。而脉沉迟，微阳外格，故面少赤而身发热。加之食不化，而至所利者为清谷，则阳气因里寒而不得内伏，故必怫郁于表分而冒。倘得自汗，则微热与郁冒俱解矣，但其里阳未温，郁冒虽解，汗后必微微见厥。盖因其面少赤，戴阳于上，而尚未下通，下阳虚，故厥，故曰下虚也。

三二条　下利清谷，里寒外热，汗出而厥者，通脉四逆汤主之。

喻氏曰：上条辨症，此条用药，两相互发，卓识绝伦。盖

四逆以温理，加葱白以下引所戴之阳耳。

三三条　下利，手足厥冷，无脉者，灸之不温，若脉不还，反微喘者，死。

下利，厥冷而无脉，犹似阳气暴绝之应，此时不及用药，故以灸法急通其阳。若灸之，厥不温，脉不还，反微微发喘，则毫发之真阳上散，而浮于胸分，是杂根矣，故死，此亦直中者也。

三四条　下利后脉绝，手足厥冷，晬时脉还，手足温者，生，脉不还者，死。

晬时谓终一个箇时辰也，阳气上炎，多从汗亡，然或乘阴气而下泄，则又有从利而下绝者，盖下而甚，则下焦空虚，在上之阳暴陷于下，则脉暴绝，在外之阳暴陷于内，则手足暴厥，然阳气终必通于上与外，故一时之后，脉必渐还，手足必温，否则，是一去而不返，故主死也，此亦直中之症。

三五条　下利腹胀满，身体疼痛者，先温其里，乃功其表。温里宜四逆汤，攻表宜桂枝汤。

此亦统论三阴经脏之治法，不宜单入厥阴也。盖下利腹胀满，是脏中真阳虚冷，身体疼痛，是经络邪气实满。惟脏中真阳虚冷，故先虽服桂枝汤，亦不能去邪于经络，且徒虚其表阳，而愈疼痛矣，故当先服四逆以温里，再用桂枝以功表，则利满疼痛，表里俱释矣。阳明等五经，各自另开门户，以通于太阳之表气，故皆可用桂枝汤以汗之。太阳等五经，俱共一炉灶而食于胃气，故皆可用四逆汤以温之。特三阳先表后里，三阴先里后表，此常例也。

三六条　下利清谷，不可攻表，汗出必胀满。

此亦统论三阳，及太阴之治例，入厥阴，误，并不可入少阴也。盖少厥二阴，凡下利清谷，绝无攻表之症，且攻之之逆，岂止胀满而已也？喻氏曰：阳从汗出，而阴气弥塞，胸腹必致胀满①，精切。

三七条　伤寒下利，日十余行，脉反实者，死。

下利日十余行，则脉宜虚微。今反实者，是邪气有余，有合脏腑之气，尽并于利而下绝之应，故死。即《内经》泻而脉实者死②之旨。然亦是总论六经，不宜单入厥阴也。

三八条　下利，有微热而渴，脉弱者，今自愈。下利，脉数而渴者，令自愈。设不瘥，必圊脓血，以有热故也。下利，脉数，有微热汗出，令自愈，设紧，为未解。

利本寒，因总以见热为可喜，以见热则变阳症故也。第一段重在脉弱二字，利变热渴，恐为热邪内炽之应。今见脉弱，则内邪已退，故可俟其津液自还，而热渴自愈矣。二段重在脉数二字，寒利所惧，冷泄不止耳。今见脉数而渴，则症已。阳静保其阳，而利当自止。若不止，则化热太盛，而伤阴血，故必圊脓血也。三段又重在"汗出"二字，利与发热并见，变忌，今脉数，微热，而汗出，则外热，当解于汗，而里利，必至于脉之数也。设汗出而脉犹紧，则汗为亡阳之汗，而紧为内寒之诊，故未愈。

三九条　下利，寸脉反浮数，尺中自涩者，必圊脓血。

寸脉浮数，是气寒化热之诊，尺中自涩，是血得热而凝着

---

①　阳从汗出……胸腹必致胀满：语本喻昌《尚论篇·厥阴经全篇》。

②　泻而脉实者死：语本《素问·平人气象论》。

之诊。明系气热伤血，故必圖脓血。凡脓血并言，俱脓为本寒，血为化热也。

四〇条　下利，脉沉弦者，下重也。脉大者为未止。脉微弱数者，为欲自止，虽发热，不死。

沉为在里在下，弦为急重之象，故合沉弦而知为下重也。脉大则中芤，正洞洞亡阴之义，故未止。脉微弱数，犹言脉微微见弱，而且数也。盖脉弱，为邪减，数，为阳复，故为欲自止，即前条汗出自止之理也。喻氏谓脉大，即沉弦中之大①，亦通，其谓微弱数，即沉弦中之微弱数②，则背理矣。以弦弱不兼见，且未有下重不解，而利为欲止之候者也。至云脉大身热者，其死可知。嘉言真善悟者欤。

四一条　热利下重者，白头翁汤主之。

就天地之虚邪而言，曰寒。就人身之冬不藏精者而言，曰伤于寒。就冬月之即发者而言，曰伤寒。若夫伏邪在身，担延日久，乘春温而变温病，乘夏热而变热病，乘秋凉而变或喝或利者，俱曰伤寒病。盖以人身之病机，与天地之气机。同为化象也，热利，即脏中本寒，尽化为热，而奔迫下利，及暑热伤其正气，并血分者皆是。下重者，乘下利之机，致清阳之气下陷也。白头翁得阳气之先，而直挺单花，具升举之性，且味苦气寒，能清火分之热，取以名汤，其意可知矣。然后以黄连，清心脾之火，黄蘗清肾火，秦皮清肝火，则热除而血中之清阳上举。其利与下重，宁有不止者乎？

---

① 脉大，即沉弦中之大：语本喻昌《尚论篇·厥阴经全篇》。
② 微弱数……之微弱数：语本喻昌《尚论篇·厥阴经全篇》。

白头翁汤

白头翁三两　黄连三两,去须　黄蘗三两,去皮　秦皮三两

以上四味,以水七升,煮取三升,去滓,温服一升,不愈,更服一升。

四二条　下利欲饮水者,以有热故也,白头翁汤主之。

喻氏曰:下利欲饮水,与脏中寒利二不渴者自殊,故亦宜以前汤胜其热也①。

四三条　下利谵语,以有燥屎也,宜小承气汤。

下利不得有谵语,以谵语属胃燥,故知利自利,而燥自燥也,宜小承气者。喻氏曰,下利肠虚,兼之厥阴脏寒,故宜但用小承,微攻其胃耳②。愚谓厥阴传经者固有之,然亦统论三阴之法,非单指厥阴也。

四四条　下利后更烦,按之心下濡者,为虚烦也,宜栀子豉汤。

下利后更烦,大似热邪未解,而欲为胃实之候。但按其心下濡而不硬,则是阴虚之火,浮于胸膈,而为虚烦。故降之润之之栀豉汤,与阳经同用也,此亦传经之热症。

四五条　呕而发热者,小柴胡汤主之。

厥阴之逆气上浮外出于其表,上浮故呕,外出故热,以肝胆之气相通,故用少阳之治治之。此直中厥阴,而有表症,如少阴麻黄附子细辛汤之理也。

四六条　呕而脉弱,小便复利,身有微热,见厥者,难治。四逆汤主之。

---

① 下利欲……胜其热也:语本喻昌《尚论篇·厥阴经全篇》。
② 下利……攻其胃耳:语本喻昌《尚论篇·厥阴经全篇》。

呕而脉弱，小便利，是真阳里虚，而寒邪凝沍之应。微热，是微阳外格之应，加之见厥，则阴盛阳微，而不相顺接。阴盛则恐见利，阳微则恐见躁，故曰难治，是宜温之以四逆，而先通其厥矣，此亦泛论三阴也。

四七条　干呕，吐涎沫者，吴茱萸汤主之。呕家有痈脓者，不可治呕，脓尽自愈。

干呕、吐涎沫是肝肾阴寒之气上逆，故用吴茱萸汤。盖苦以降逆，温以救寒也。呕有痈脓，又是阴火上逆，便不可以此汤犯其热矣，曰脓尽自愈，夫亦以不治治之也。盖阴寒以变热为可喜，痈以脓出为无患，故七条热多于厥而发痈者，亦不出方，即甘桔苦酒等汤，亦是治其未成痈之先，而非既成痈之后也。喻注以辛凉开提其脓之说，恐属蛇足。

过经不解

喻氏以七日为候①。过七日，即谓之过经，大误。盖过经，即传经而本经全能之谓。其所以分别传过之名，只在缓急之间耳。夫经气虚而邪气重者，太阳始病。一日间，有兼程飞渡之势，如邮传之速者曰传。故太阳中篇三条云：一日太阳受之，颇欲吐，若躁烦、脉数急者，为传；二三日，阳明、少阳症，不见者，为不传，是可证矣。若邪较轻，或经气素壮之人，不能速传，则停于太阳七日，或十四日，甚至二三十日不等。阳明少阳之气始衰，于是太阳之邪，始得从而过之。如过关过渡之义。故曰：过是过者，从容担阁之谓也。故阳明中篇二十四

① 以七日为候：语本喻昌《尚论篇·附过经不解病》。

条云：过经，乃可下之，又其证也。是则传经之势重，传后尚多贯革之威，过经之势轻，过后，不过蒿矢之末，故易愈。过经不解，是过后不遵正治之法，而误用吐下，以致与坏病同也。但五经中，惟少阳，易犯而善逆。阳明，多藏而厚亡，故两经之症居多。喻注中如太阳症未罢，邪尚在太阳等语，真梦梦耳，详各条下。

一条　太阳病，过经十余日，反二三下之，后四五日，柴胡证仍在者，先与小柴胡汤。呕不止，心下急，郁郁微烦者，为未解也，与大柴胡汤，下之则愈。

太阳过经之正例，于阳明、少阳二者，当看过在何经。总以在经，宜葛根、小柴。在腑，宜调胃大柴。经腑兼病，亦从先表后里，斯为合法而易解。阳明条中，过经，乃可下之。单就表解者而言之耳。此条，谓太阳病久之人，过于少阳，原以小柴为正，乃二三下之，则虽柴胡症仍在，不得单任小柴，当以小柴先试之。其间多有尽解者，倘或呕不止，心下急，而且烦者，盖因四五日前，二三下之，则少阳之邪，因下而下陷，且因陷而上逆也。何以下陷，而又上逆？以其陷在中焦。何以知陷在中焦？以其无腹满痛等症也。下陷，故和解之小柴，不能解其表。上逆，故非小柴症，而如小柴症之呕、急且烦也，是则下之者，下其所陷之邪。大柴下之者，下其仍在之似柴胡症也。喻氏谓，太阳症有未罢，如果未罢，何得谓之过经？且二三下之，当结胸矣①，谬甚。

二条　太阳病，过经十余日，心下温温欲吐而胸中痛，大

---

①　太阳症有未罢……当结胸矣：语本喻昌《尚论篇·附过经不解病》。

便反溏，腹微满，郁郁微烦，先此时，自极吐下者，与调胃承气汤。若不尔者，不可与，但欲呕，胸中痛，微溏者，此非柴胡症，以呕，故知极吐下也。

此太阳病久，全过于阳明而不解。因其见症，而断为误行吐下也。心下温温欲吐，胸中痛，似胸中热结，大便反溏，腹微满，又似胃中虚寒，郁郁微烦，津液伤残之应。症候参错，先必用极吐以伤其阴，故烦而胸中痛，并欲吐也。必先用极下以泄其阳，故大便溏而腹满也。吐下，而胸中、胃中之寒热不调。与调胃承气者，调其干热，而救其津液也。若不经吐下者，则欲吐等症，为寒逆。烦，为液短，当用先温后润之法，与此汤不相宜矣。至此语气已完，下文是长沙自注。盖谓何以知先此极吐下乎？夫呕，原似柴胡症，但少阳上下不并逆，故柴胡症不悉具。今呕痛而便溏，则知因吐而逆其气，且伤其胸中，故欲呕而更痛也。因下而泄其气，故胃寒而微溏也。上文已备言之矣，此以呕而概其余，犹言以呕痛微溏，故知之也。喻氏注谓，岂但调胃不可用？即柴胡亦不可用，以邪尚在太阳位高①云云，不但不知过经，为太阳之邪全罢，并不解此条之文气矣。

三条　伤寒十三日，胸胁满而呕，日晡所发潮热，已而微利，此大柴胡症，下之而不得利，今反利者，知医以圆药下之，非其治也，潮热者，实也，先宜小柴胡以解外，后以柴胡加芒硝汤主之。

胸胁满呕为少阳上逆之症。日晡潮热，为阳明胃实之症。

---

① 岂但……太阳位高：语本喻昌《尚论篇·附过经不解病》。

虽已微利，此当以大柴两解为合，乃服之而不利，过后而利者，知医先以丸下之。而今始发其性也，夫服汤则过而不留。丸，则缠绵日久，故曰非其治。然既以圆药下之，则少阳上逆之表邪，一半下陷，一半尚在，以微利，故知一半下陷，以胁满，故知一半尚在，故不得仍用大柴，当先以小柴解外，而后再于本汤中加芒硝，以解内矣。

柴胡加芒硝汤

于小柴胡汤方内，加芒硝六两，余依前法，服，不解，更服。

四条 伤寒十三日不解，过经，谵语者，以有热也，当以汤下之，若小便利者，大便当硬，而反下利，脉调和者，知医以圆药下之，非其治也。若自下利者，脉当微厥。今反和者，此为内实也，调胃承气汤主之。

十三日不解，谓太阳不解。过经者，是太阳解，而过于阳明，故有热，谵语也。以汤下之，谓酌量于诸承气之义，且与下文圆药正对也。若小便利，大便当硬，而为大承气之症，乃反下利，而脉调和，则非变症可知。故知医不用汤，而以缠绵之圆药下之也。夫脉调和，何以圆药下之耶？盖自利者，脉必阳虚而微，症当见厥。今不厥，而脉和，故知下非自利，而为误下之故，其谵语之胃实自在也。不主大承而主调胃者，亦因以圆药下过，而利下之机犹在，虽内实而易动故也，汤性从胃便发，丸则不易消化，故胃实自在。

瘥后劳复阴阳易病

方注作女劳复，漏。喻氏曰，"起居作劳，复生余热之病"①，诚是也。又曰：病伤寒之人，热毒藏于气血中者，渐从表里解散，唯藏于精髓者，无由发泄，故瘥后，与不病之提交接，男女互传，所以名为阴阳易者，交易之义也，确切不磨。或曰：阴阳易病，不病者感之尚病。病家既有是毒，何以差耶？余曰：骨髓之热毒，伏而不动故差，交感则乘欲火而起，两火相煽，两热相乘，故自差，而毒能传人也。又曰：病家差后，不交接，犹能为后病否？曰：天地燠躁之热，郁为雷霆，畅为风雨，原有自散之机致。观长沙只以烧裤散，治受病者，而于病家不赘一词，或庆幸于不言之表，未可知也。

一条　大病瘥后，劳复者，枳实栀子豉汤主之。若有宿食者，加大黄，如博棋子大五六枚。

大病瘥后，阴气虚而阳气新复。阴气虚，则易于动热，阳气新复，则易于致逆。劳则神气浮而热逆。热逆于上，故表热。热逆于下，故里结也。然正惟大病瘥后，阴阳未实。故在上而表热者，只宜用泄热之枳实为君，佐以降逆之栀子，使以滋阴之香豉但资其自汗，而余热自沉伏矣。在下而兼里结者，只消于本汤中，少加大黄，以润下之，则热清而内外俱释矣。清浆水即今之清酸米汤水也，以其能清火而益胃气，故用之。旧注谓清水熬熟，取其下趋，无谓。盖水性生鲜，才能下趋，故古方用无根水，千里长流水者，此也。焚熬煎炼而杀其性，反能

---

① 起居作劳，复生余热之病：语本喻昌《尚论篇·附差后劳复病》。

速于下趋者。吾未之前闻也。喻氏之英雄欺人，每如此。

枳实栀子豉汤

枳实三枚，炙　栀子十四枚，劈　香豉一斤，绵裹

以上三味，以清浆水七升，空煮，取四升，内枳实、栀子，煮取二升，下豉，更煮五、六沸，去滓，温分再服。覆令微似汗。

二条　伤寒瘥已后，更发热者，小柴胡汤主之。脉浮者，以汗解之，脉沉实者，以下解之。

此非劳复也，不宜入此。盖瘥后更发热，是隐伏之余热，挟少阳相火而上逆者，居多。故以小柴主之。脉浮、沉、实二句，是就上文而申言之也。盖谓脉弦而浮，则固主小柴以汗之。脉弦沉实，则宜大柴以下之也，俱有弦字为合。喻氏谓汗用枳实、栀、豉，下用枳实、栀、豉加大黄①，误，以上条，因劳而神浮火动，故复热。此条是阴分伏匿之余邪，因阳经瘥后，复出而挟少阳之本气以发热耳。果如喻言，则上条夹空中间，亦可主小柴胡汤矣。

三条　大病瘥后，从腰以下有水气者，牡蛎泽泻散主之。

此条汗解后，而失用五苓之症也。太阳中篇，伤寒汗解后，渴者，用五苓散，不渴者，用茯苓甘草汤。已详其义。今因失用五苓，而小便热闭，故致腰以下有水气也。夫小便不利，则衬托上、中二焦，而俱成热象，故以镇重之牡蛎，疏泄之泽泻，取其咸寒润下之性，而以之名汤，然后以栝蒌止渴，蜀漆通气，葶苈去火，商陆逐水，海藻破结，丝丝入扣矣。喻氏谓"脾土告困，不能摄水"②，请问方中有理脾之药否耶？徐氏谓，阴邪

---

① 汗用枳实……加大黄：语本喻昌《尚论篇·附差后劳复病》。
② 脾土告困，不能摄水：语出喻昌《尚论篇·附差后劳复病》。

下从汗解，故滞而为水，试问治阴邪者，宜苦寒酸寒之药否耶？

牡蛎泽泻汤

牡蛎熬　泽泻　栝蒌根　蜀漆洗去腥味　葶苈熬　商陆熬
海藻洗去盐，各等分

以上七味，异捣筛，为散，更入臼中治之，白饮和服方寸
匕，日三服，小便利，止后服。

**四条　大病瘥后，喜唾，久不了了者，胃上有寒，当以丸
药温之，宜理中丸。**

病后喜唾，是脾肺与胃俱寒，脾肺不能传送，则胃家不能
运渗，故清淡之唾上泛。曰胃上者，可见矣，病后不胜急温，
故用丸以缓之也。人参之补，干姜之热，白术之温，而和以调
中之甘草，则胃阳四达，而上泛之唾，乘阳气而化为津液，以
滋脏腑，则不了了者亦愈矣。

理中丸

人参　甘草炙　白术　干姜各三两

以上四味，捣筛为末，蜜和丸，如鸡子黄大，以沸汤数合，
和一丸，研碎，服之，日三服，夜二服，腹中未热，益至三四
丸，然不及汤，汤法以四物依两数切，用水八升，煮取三升，
去滓，温服一升，日三服。

加减法

若脐上筑者，肾气动也，去术加桂四两。吐多者，去术，
加生姜三两。下多者，还用术。悸者，加茯苓二两。渴欲得水
者，加术，足前成四两半。寒者，加干姜，足前成四两半。腹
中痛者，加人参，足前成四两半。腹满者，去术，加附子一枚。
服汤后，如食顷，饮热粥一升许，微似汗，勿发揭衣被。桂伐

肾邪而填宗气，故脐上筑者加之。生姜辛散而去积恶，故吐多者加之。两症去术者恶其上壅也，下多还用之，又取其下壅也。悸为水气乘心，故加茯苓。生术性滋，故渴者加之。腹痛为虚，故加人参。术性壅，故并非腹满者所宜，以其为阳虚而阴痞也，故加附子服汤如食顷，而饮热粥，正欲其助药力，以四布阳气也。微汗勿揭衣服，以大病瘥后，恐易于重感云尔。

五条　伤寒解后，虚羸少气，气逆欲吐者，竹叶石膏汤主之。

此虚热伤其胸中真气。气伤，不能运津液以充于周身，故虚羸。气海不能上供其宗气，故少气。热乘少阳而上逆于胸分，故气逆欲吐也。以清心胞络之火之竹叶，清脾肺之火之石膏，为君。然后以半夏降逆，参甘补气，粳麦滋津，则热降而真气得舒，且蒸其津液而四布矣，此即白虎加人参汤去知母，加竹叶、半夏、麦冬耳。

夫白虎加参，为凉肺滋肺之剂，已见本汤下，则此汤之意，不晓然可见乎。

竹叶石膏汤

竹叶二把　石膏一斤　半夏半升，洗　人参三两　甘草二两，炙
粳米半斤　麦冬一斤，心去

以上七味，以水一斗，煮取六升，去滓，内粳米，煮米熟汤成，去滓，温服一升，日三服。

六条　病人脉已解，而日暮微烦，以病新瘥人，强与谷，脾气尚弱，不能消谷，故令微烦，损谷则愈。

微烦为胃液略短，胃火略动之应。凡食物入胃，阴以滋之，阳以化之。略多食，则胃中阴津以润食下送，而一时未还，胃

中阳气，以消谷告困，而一时浮动，故微烦。与多食而积滞者不同，故捐谷则愈也。

七条 伤寒阴阳易之为病，其人身体重，少气，少腹里急，或引阴中拘挛，热上冲胸，头重不欲举，眼中生花，膝胫拘急者，烧裈散主之。

喻氏曰："烧裤裆为散，以其人平昔所出之败浊，同气相求，服之，小便得利，阴头微肿，阴毒仍从阴窍出耳。"①

烧裈散

取妇人中裈近隐处，剪烧灰，以水和服方寸匕，日三服，小便即利，阴头微肿，则愈。妇人病，取男子裤裆烧灰。

《伤寒尚论辨似》药品性味及主治大略表

桂枝 性温味辛，无毒，主通阳而疏卫。

芍药 性平，微寒，味苦酸，有小毒，主破阴，而和营。

甘草 性平，味甘，无毒，主寒热邪气，解百药毒。

生姜 性微温，味辛，无毒，主头痛，鼻塞，咳逆上气，止呕吐，能解表。

大枣 性平，味甘，无毒，主安中养脾，补中益气，和百药。

猪苓 性平，味甘苦，无毒，主解毒，利水，却湿，化湿气，为生气。

泽泻 性寒，味甘咸，无毒，主风寒湿痹、消水、养五脏、益气力。

---

① 烧裤裆……阴窍出耳：语出喻昌《尚论篇·附阴阳易病》。

茯苓　性平，味甘，无毒，主胸腹逆气、利小便、止消渴。

桂　性温，味辛，无毒，主养精神，和颜色，为诸药先骋通使，今称肉桂。

白术　性温，味苦，甘，无毒，主风寒湿痹、除热、消食、化痰。

附子　性温，大热，味辛甘，有大毒，主治风寒咳逆、破癥坚积聚，温中。

人参　性微寒，微温，味甘，无毒，主补五脏、安精神、定魂魄、除邪气。

干姜　性温，大热，味辛，无毒，主咳逆上气、温中止血、肠澼下利，能守中。

葛根　性平，味甘，无毒，主消渴大热、开腠理、生根汁、大寒、疗壮热。

黄芩　性平，味苦，无毒，主诸热、黄疸、肠澼、疗皮热、小腹绞痛。

黄连　性寒，味苦，无毒，主热气目痛、肠澼、调胃厚肠、妇人阴肿痛。

厚朴　性温，味苦，大温，无毒，主风寒、头痛寒热、消痰下气、止呕止痢。

杏仁　性温，味苦，甘，有毒，主咳逆上气、喉痹、头痛、解肌。

桃仁　性平，味苦，甘，无毒，主瘀血、咳逆上气、消癥瘕、通月水、止痛。

大黄　性寒、味苦，大寒，无毒，主下瘀血、破癥瘕积聚、调中化食。

芒硝　性大寒、味辛苦，无毒，主五脏积聚、破留血、通经脉、利二便。

水蛭　性平，微寒，味苦咸，有毒，主逐瘀血、破血瘕积聚、利水道。

虻虫　性微寒，味苦，有毒，主逐瘀、破积聚坚痞、利血脉、九窍。

芫花　性温，味辛苦，有小毒，主咳逆上气，咽肿，消胸中痰水。

甘遂　性寒，味苦甘，大寒，有毒，主大腹癥瘕，留饮宿食，利水道。

大戟　性寒，味苦甘，大寒，有小毒，主十二水、腹满、急痛、皮肤肿痛。

葶苈　性寒，味辛苦，大寒，无毒，主癥瘕、积聚、结气、通水道。

麻黄　性温，味苦，无毒，主中风、伤寒、发表去热、出汗、止咳逆上气。

胶饴　性微温，味甘，无毒，主补虚乏、止咳、去血，如蜜而稀者，名饴。（干者，名饧，抽白而坚，名糖。）

禹余粮　性寒，味甘，无毒，主咳逆、寒热烦满、血闭癥瘕、小腹痛。

五味子　性温，味酸，无毒，主养气、咳逆上气、强阴、益男子精。

石膏　性微寒，味辛甘，大寒，无毒，主中风寒热、口干舌焦、腹痛。

半夏　性平，味辛，有毒，主寒热下气、咽喉痛、咳逆、消痰（生，微寒，熟，微热）。

赤石脂 性大温，味甘酸，无毒，主养心气、疗腹痛泄澼、下痢赤白、小便利。

柴胡 性平，微寒，味苦，无毒，主心腹、去肠胃结气、饮食积聚、寒热邪气。

枳实 性寒，味苦酸，无毒，主大风在皮肤，苦痒，除寒热结，止痢。

旋覆花 性温，味咸甘，有小毒，主结气、胁下满、惊悸、除水、去五脏间寒热。

代赭石 性寒，味苦甘，无毒，主贼风、腹痛邪气、除五脏血脉中热、止赤沃。

栝蒌实 性寒，味苦，无毒，主胸痹，悦泽人面，除结痛痹阻，逆抢。

龙骨 性平，微寒，味甘，无毒，主咳逆、泄利脓血、养精神、定魂魄、安五脏。

牡蛎 性平，微寒，味咸，无毒，主伤寒寒热、营卫虚热、止汗、止渴、固带。

铅丹 性微寒，味辛，有毒，主吐逆，反胃，惊痫癫疾，除热，下气，止小便利。

生地 性寒，味甘苦，无毒，主伤中，逐血痹，除寒热、积聚，补内伤不足。

阿胶 性平，微温，味甘，无毒，主心腹内崩、腰腹痛、女子下血、安胎。

麦冬 性平，微寒，味甘，无毒，主心腹结气，伤中伤饱，胃络血绝，定肺气。

麻子仁　性平，味甘，无毒，主补中益气，中风汗出，利小便，复血脉。

酒　性大热，味苦甘辛，有毒，主行药势、杀百邪恶毒气。

栀子　性寒，味苦，大寒，无毒，主五内邪气，胃中热气，心胸大小肠大热。

香豉　性寒，味苦，无毒，主伤寒头痛寒热、烦躁、满闷、喘吸。

赤小豆　性平，味甘酸，无毒，主下水肿、止泄痢、利小便、下腹胀满。

连翘轺　性平，味苦，无毒，主寒热、鼠瘘、瘰疬、痈肿、恶疮、结热，即连翘根。

梓白皮　性寒，味苦，无毒，主热、去三虫。

茵陈蒿　性平，微寒，味苦，无毒，主风湿寒热邪气、热结黄疸。

柏皮　性燥，气寒，味苦，无毒，主五脏肠胃中结热、黄疸、肠痔，止泄。

蜀漆　性平，微温，味苦，无毒，主疟及咳逆、寒热、腹中癥瘕痞结。

细辛　性温，味辛，无毒，主咳逆、头痛、风湿痹痛，能提出依附津液之风寒。

芫花　性寒，味苦，有毒，主伤寒、温疟、去十二水、疗痰饮咳嗽。

知母　性寒，味苦，无毒，主消渴热中，除邪气，肢体浮肿，下水。

粳米　性平，味甘苦，无毒，主益气，止烦、止泄。

吴茱萸　性温，味辛，大热，有小毒，主温中下气，止痛，去痰冷，逆气。

滑石　性寒，味甘，大寒，无毒，主身热、泄澼、利小便、荡肠胃中积聚、乳难。

蜜　性平，味甘，无毒，主心腹邪气、止痛、解毒、养脾、除烦、和百药。

猪胆汁　性寒，味苦，无毒，主伤寒热渴，解斑猫，芫青毒，滑润大肠。

栝蒌根　性寒，味苦，无毒，主消渴、身热、补中安虚、绝续伤。

瓜蒂　性寒，味苦，有毒，主大水，咳逆上气，及食诸果，皆吐下之。

葱白　性平，味辛，无毒，主伤寒寒热、能出汗。

人尿　性寒，味咸，疗寒热头痛、温气，童男者尤良，能通水道、止吐血。

桔梗　性微温，味辛苦，有小毒，主胸胁痛如刀刺，腹满肠鸣，疗咽喉痛。

鸡子黄　性微温，气厚，味咸，有涵淹孕育及安定神魂之功。

猪皮　性寒，滋润，能治上焦虚浮之火，且有滋肾清胃之功。（即猪肉之皮，去外垢及肉脂。）

白粉　性微寒，味甘，微苦，无毒，主益津，除肠胃中瘤热。（即栝蒌根、磨粉，一名瑞雪。）

苦酒　性温，味酸，无毒，主痈肿、散水气、杀邪毒、能软坚（即米醋）。

鸡子白　性微寒，有解散浮阳之效。

薤白　性温而滑，味辛苦，无毒，主开胸痹、泄痢下重。

乌梅　性平，味酸，无毒，主下气、除热满、安心、止肢体痛、偏枯不仁、死肌。

蜀椒　性温，味辛，大热，有毒，主邪气、咳逆、温中、能降胃升脾。

当归　性温，味甘，辛，大温，无毒，主咳逆上气，温中止痛，止客血肉塞。

黄蘗　性寒，味苦，无毒，主五脏肠胃中结热，黄疸，肠痔，止泄利。

通草　性平，味辛甘，无毒，主去恶虫，除脾胃寒热，通利九窍。

升麻　性平，味甘苦，微寒，无毒，主解百毒，中恶腹痛，头痛寒热，风肿。

葳蕤　性平，味甘，无毒，主中风暴热、跌筋结肉、诸不足（即女萎）。

天冬　性平，味苦，甘，大寒，无毒，主诸暴风痹，强骨髓。

白头翁　性温，味苦，无毒，主温疟，狂易，寒热癥瘕积聚，逐血、止痛。

秦皮　性微寒，味苦，无毒，主风寒湿痹，除热，男子少精，妇人带下。

商陆　性平，味辛酸，有毒，主水胀、疝、瘕、痹、疗肠中邪气。

海藻　性寒，味苦咸，无毒，主瘿瘤气，破散结气，下十二水肿。

竹叶 性平，味苦，大寒，无毒，主咳逆上气，除烦热、风痉、喉痹、呕吐。

烧裩 主阴阳易病，女病易男，用女子裤；男病易女，即须男子裤也。

上列药物为《伤寒尚论辨似》中所应用者也。因医者欲明本书处方之理法，必先明药物之性味及主治，然后对于各药之所以配合成方与处方之所以能治各病者，始得一一相吻合而无错误，故附以此表以便稽核云。

王逊达　识

总 书 目

I

本　草

淑景堂改订注释寒热温平药性赋

方　书

医便

卫生编

袖珍方

仁术便览

古方汇精

圣济总录

众妙仙方

李氏医鉴

医方丛话

医方约说

医方便览

乾坤生意

悬袖便方

救急易方

程氏释方

集古良方

摄生总论

摄生秘剖

辨症良方

活人心法（朱权）

卫生家宝方

见心斋药录

寿世简便集

医方大成论

医方考绳愆

鸡峰普济方

饲鹤亭集方

临症经验方

思济堂方书

济世碎金方

揣摩有得集

呕斋急应奇方

乾坤生意秘韫

简易普济良方

内外验方秘传

名方类证医书大全

新编南北经验医方大成

临证综合

医级

医悟

丹台玉案

玉机辨症

古今医诗

本草权度

弄丸心法

医林绳墨

医学碎金

医学粹精

医宗备要

医宗宝镜

医宗撮精

医经小学

医垒元戎

证治要义

松崖医径

扁鹊心书

IV